护理基本技术实训教学概论

平菊梅　编著

U0201143

郑州大学出版社

图书在版编目(CIP)数据

护理基本技术实训教学概论 / 平菊梅编著. — 郑州：
郑州大学出版社，2022. 8(2024. 6 重印)
ISBN 978-7-5645-8916-5

Ⅰ. ①护… Ⅱ. ①平… Ⅲ. ①护理 – 技术 – 教学研究
Ⅳ. ①R472

中国版本图书馆 CIP 数据核字(2022)第 128049 号

护理基本技术实训教学概论
HULI JIBEN JISHU SHIXUN JIAOXUE GAILUN

策划编辑	李龙传	封面设计	苏永生
责任编辑	李龙传 杨 鹏	版式设计	苏永生
责任校对	刘 莉	责任监制	李瑞卿

出版发行	郑州大学出版社	地 址	郑州市大学路 40 号(450052)
出 版 人	孙保营	网 址	http://www.zzup.cn
经 销	全国新华书店	发行电话	0371-66966070
印 刷	廊坊市印艺阁数字科技有限公司		
开 本	710 mm×1 010 mm 1 / 16		
印 张	8	字 数	133 千字
版 次	2022 年 8 月第 1 版	印 次	2024 年 6 月第 2 次印刷

书 号	ISBN 978-7-5645-8916-5	定 价	69.00 元

本书如有印装质量问题,请与本社联系调换。

前　言

　　护理基本技术是护理专业课程体系中的专业核心技术,集护理基本知识、基本技能、人文精神于一体,涵盖了临床护理、社区护理岗位最常用的技术,重在培养护生在医院临床护理、社区护理、卫生防疫机构等岗位必需的护理能力,也是临床各专科护理的基础,贯穿护理对象对健康需求的始终。因此,探索不同教学方法,强化教学效果,提高教学质量,是护理人才培养目标的中心任务。通过近十来年的多种教学活动和临床实践环节,笔者积累了一定教学经验,在此总结出来,供各位同行教学参考。

　　本书主要反映了笔者近些年护理专业教育教学的理念、方法、经验及成果,包括护理教育概述、护理基本技术概要、护理基本技术实训教学特点、护理教学过程与原则、护理教学方法、临床护理教学等,主要分为6章:第一章护理教育概要;第二章护理学专业课程体系;第三章临床护理教学方法;第四章床单位护理技术实训教学特点;第五章无菌技术实训教学思考与改进;第六章注射与输液技术实训教学效果评价。全书紧紧围绕护理学专业学生实践技能、综合素质的培养目标,按照教育学的原则及护理教育学的学科结构特点来探讨。同时,也吸收了国内外护理教育的最新研究成果、相关资料和信息,反映了当前护理教育思想及价值取向,体现了新的教育理念、教学技术、教育方法及护理教育学的发展趋势。

　　本书在写作过程中得到多位护理教育专家的指导,特别感谢新乡学院领导的关心、支持和帮助。由于编者的水平及能力有限,书中可能会有疏漏,恳请同仁和读者给予批评指正,以促进目前护理基本技术实训效果的提升。

平菊梅
2022 年 4 月 21 日

目 录

第一章
护理教育概要

现代科学技术的发展已经渗透到社会生活的各个方面。科学技术和社会生活的相互渗透,使得要解决社会生活中的比较复杂的专业问题,必须依靠自然科学和人文社会科学的结合,因而出现了大科学观及科学的整体化趋势。受现代科学整体化、综合化的影响,护理教育的认识及思维方式也发生了一系列的变化,这种变化之一是将护理学放在更为广阔的背景、更为复杂的关系中,对其现象、本质及其规律做出深刻的说明,使护理理论及实践的研究呈现出一种跨学科性、交叉性的趋势,出现了一批护理边缘学科及跨学科的交叉学科,护理教育学就是其中的一个。

护理教育学是护理学与教育学交叉结合形成的一门边缘学科,是一门研究护理领域内教育活动及其规律的应用性学科。它根据社会卫生事业和护理科学发展的规律及特点,运用教育科学的基本原理及方法,研究护理教育活动的基本规律,论述培养符合社会需要的护理专业人才的理论及方法,并探讨护理院校的组织及管理活动的规律与方法。

护理教育根据其教育层次、教育阶段和教育形式有不同的分类法。按教育层次可分为中等护理教育和高等护理教育,高等护理教育又细分为高等职业护理教育、大专教育、本科教育、研究生教育等几个层次,根据护理教育的阶段,又分为基础护理教育、基础后教育及继续护理学教育;根据教育的形式分为在校教育和远程网络教育。

现代护理教育是指以现代教育理念为指导,通过现代护理教育内容、教育方法和教学手段,培养现代高级护理人才的活动。现代护理教育以培养创新精神和实践能力为重点,以全面提高护理学生(护生)的素质为根本。

第一节　国际护理教育发展史与教学改革

一、国际护理教育的发展史

国外护理教育开始于19世纪末,纵观近百年来护理教育的发展,大致可分为两个时期。

(一)20世纪以前以医院护校为基础的护理教育

欧洲和北美的女权主义者因反对歧视妇女从事医疗职业,从19世纪50年代开始在医院中均采用带徒培训的方式,在医生指导下,培养女青年从事护理工作,当时护生需进行6个月不付报酬的护理工作,然后取得护士的资格。由于她们在临床上都干得很出色,显著地提高了医疗质量,受到了医生和患者的普遍赞扬。1854年,欧洲爆发了英国、法国和土耳其联军同俄国之间的克里米亚战争。1861—1865年,美国爆发了南北战争。经验表明,在克里米亚战争中,通过南丁格尔领导的护理人员在战地救护中卓有成效的工作,伤员的死亡率从50%下降到2.2%。美国南北战争的经验也告诉人们,因战地医护人员不足而导致死亡的人数超过了作战死亡的人数。因此,要克服战伤对战斗力的影响,提高护理水平,培养合格的护士同培训医生一样是非常重要的。

19世纪下半叶,欧美的现代医学得到了迅速的发展,随着医院的发展,对护士的需求也迅猛增加,通过带徒培训方式培养的护士已不能适应护理工作的需要,因此,在南丁格尔的领导下,欧洲第一所护士学校——圣托马斯医院护士学校于1860年正式建校。南丁格尔根据自己担任医院管理工作和战地救护工作所获得的经验,提出了全新的护理教育办学思想。她认为护理应当是一个专业,护理教育必须有自主权,护校校长和护理教师应当由护士担任,在教学中要坚持理论联系实际。整个教学计划除安排护理实践外,也应包括一段较短时间的课堂教学。在南丁格尔的不懈努力下,由她创立的护理教育制度成为此后欧洲、北美及日本等其他国家护理教育的标准模式,在这些国家普遍建立了以医院为基础的护士学校。例如美国,从1872 年建立第一所护士学校——新英格兰妇儿医院护士学校开始,到1877 年,全美的医院护校增加到10 所,1898 年增加到400 所,在校学生达到11 000 余人,1910 年,医院护校进一步增加到 1 300 余所,在校学生达30 000 余人。因此,直到20 世纪50 年代以前,以医院为基础的护士学校是培养合格护士的主要途径。

(二)20 世纪高等护理教育的兴起和发展

1. 高等护理教育的兴起 高等护理教育开始于美国。1899 年,美国在哥伦比亚大学教育学院家政系开设了一门称为医院经济学的课程,培养护校校长、教师和护士长,第一个以培养专业护士为目标的 3 年制的大学护理系课程则开始于1909 年明尼苏达大学;而第一个以大学为基础,以授予学士学位为目标的 4 年制护理本科专业教育,则开始于1924 年成立的耶鲁大学护理学院。1920 年以后,随着护理院系的普遍建立,护理教育逐步从职业培训向专业教育的方向发展,逐步成为高等教育的一部分。

在欧洲,据美国护理学家报告,虽然南丁格尔本人是一位受过高等教育的护理学家,但是她本人一直主张护士应当通过医院来培养。因此,在南氏教育思想的影响下,以医院为基础的护校一直是培训护士的标准模式。

1928 年,随着英国皇家护理学院的建立,毕业后护理教育遂成为护理教育的一部分,但从培训职能来说,英国皇家护理学院的毕业后教育是一种向医院护校毕业生提供的,以培养护理管理人员、医院护理教师和专科护士为目标的进修教育,学制1~2 年。其他国家,如法国、德国,虽然也向护士提供高级训练的机会。但是,基础水平的护理教育仍以医院护校为主。因此,从护理教育的发展史来看,欧美和日本等国,在1950 年以前,随着高等护理教育的发展,基本上形成了由基础教育、毕业后教育和继续教育三部分所组成的完整体系。

2. 高等护理教育的普及

第二次世界大战以后,随着医学科学的进步和专科化医疗的发展,卫生系统迫切需要大批受过高等教育的护士。与此同时,随着中等教育的普及,为满足更多人进入高等学校学习的愿望,并为他们的就业做好准备,各发达国家在大力发展高等职业技术教育的同时,普遍开设了学制2~3年的高等护理专科教育及学制4~5年的护理本科教育。1924年美国耶鲁大学护理学院设立了护理硕士学位。1963年位于旧金山的加利福尼亚大学开设了护理博士教育。

据日本《世界护理》调查统计:至1997年,全美共有护理院校1 508所,其中开设护理学士学位教育的学校有523所,开设护理硕士学位教育的学校有316所,开设护理博士学位教育的学校有66所。另据全美注册护士抽样调查统计:1996年全美注册护士总数为2 558 874人,其中获学士学位675 685人,占总人数的26.4%,获硕士学位242 143人,获博士学位16 156人,两者共占注册护士总人数的10.1%。与1983年统计数据相比,学士学位护士、硕士学位护士和博士学位护士分别增长了16倍、13倍和10倍。

在欧洲,1977年6月27日,随着欧共体护理指导法的公布,欧共体各国的护理教育也进行了相应的改革。根据欧共体护理指导法,规定护理教育应从高中毕业生中招生,学制3年,教学总时数不得低于46学时。为了同这一法律相一致,欧共体各国护理教育的学制和课程也进行了相应的改革。欧共体护理顾问委员会规定,基础护理教育应在大学或其他高等院校中进行。澳洲、亚洲、非洲也有了学士、硕士、博士学位的教育。在日本,据1998年统计,4年制护理本科院校有76所,3年制护理短期大学有84所,均招收高中毕业生,3年制护士学校有200所,招收初中毕业生。

上述事实表明,进入20世纪以来,国外护理教育的发展规模和发展速度都是十分惊人的。护理教育水平的高低,已成为衡量一个国家护理事业发展的重要标志。

二、国际护理教育的教学改革

世界范围内,当前护理教育改革呼声高、潮流急,持续推进的势头是史无前例的。目前改革的重点如下。

（一）加速发展高等护理教育

护理教育不再是中专教育、学徒式教育，而是学院式的高等护理教育。以大专、本科、硕士、博士为主体的教育体系已在全世界一些国家出现。其原因有二：①人类社会迈进信息时代，随着经济跨国化、竞争综合化及社会老龄化，人们对健康的需求日益增高，与人们健康和生命息息相关的护理的知识、技能、价值观念和态度等也相应地提高和改变，以提高人们对高质量护理人才的满意度。护理教育家认为教育是提高对护理人才满意度的一种强有力的手段。②高等护理教育是投入少、产出多的潜在保健措施，提高护理教育层次，扩大护士工作内容及职责可相对减少医生的培养数量，提高医疗护理质量，降低病残率和死亡率，节约日益增长的保健费用。发展高等护理教育，提高护理人才素质已是全世界护理改革的根本举措。

（二）构建继续护理教育体系

从教育科学的视角看，现代的基本特征就是所谓的"四大爆炸"：知识技术爆炸、信息技术爆炸、教育人口爆炸及教育需求爆炸。传统的教育观念和教育框架已无法适应这四大爆炸的局面了。1972年联合国教科文组织国际教育委员会发表的具有里程碑意义的《学会生存——教育世界的今天和明天》，对终身教育理论、原则进行了系统而深刻的论述。自此终身教育日益被世界各国和各地区护理界广泛接受。许多国家和地区以立法形式确认倡导学习的时间是人一生的时间，而每种学习又与其他学习相互渗透、相互补益。一方面要重视继续教育，使护理人员适应工作的变化，增加新理论、新知识、新技术及新方法；另一方面要重视终身教育在塑造人格、发展个性及增强爱心、同情心的心理修养和行动能力上的意义，要求全面改造护理院校教育及其课程，变知识传递、知识复制型学校为知识创造、知识操作型学校。这些见解对各国构建继续护理教育体系具有重要作用。

（三）调整培养目标，造就全面发展的护理人才

培养目标是一个国家培养人才的具体规范，具有权威性和导向性。世

界各国护理界为迎接 21 世纪的挑战,纷纷调整培养目标,以造就适应 21 世纪需要的合格的护理人才。

新世纪的护理人才只有德、智、体、美全面发展的护理人才才能称得上合格的护理人才。如美国一些护理学院以"具有责任心、事业心、爱心和同情心,批判性思维,丰富的知识,分析、表达、理解及动手能力"为培养目标;日本护理学院的培养目标为"宽广的胸怀,健康的体魄,丰富的创造力,爱心、同情心;面向世界的护理知识、技能;自由、自律的公共精神"等。这些国家都提出要培养全面发展的护理人才,都强调全面提高护理人才的素质。这对正在实施素质教育的我国来说,很有借鉴意义,这是时代的需要,也是历史发展的必然。

(四)加强护理教师队伍建设

提高教育质量的关键在教师,教育改革成败的关键在教师。联合国教科文组织的文件指出:"教师是变革的动力,是促进东西方之间、南北之间相互了解的桥梁,是塑造新一代性格和思想的积极参与者,人类从没有像今天这样痛切地感悟到教师在这方面的重要作用。"因此,各国在教育改革中,都把加强教师队伍建设当作基础环节来抓。其主要措施有二:①提高教师选任标准,强化教师在职培训。美国护理院校规定护理教授必须获博士学位者才能竞争上岗。学术交流,进修学习,读书报告,著作、论文发表均成为在职培训的有效方法。②提高教授的工资和福利待遇,以吸引优秀护理人才从教,并确保现有教师队伍的稳定,也就是我们所讲的"招得进,留得住"。有些国家还采用按能力、水平及教学时数取酬的办法。

(五)进行课程改革,提高教育质量

培养目标主要是通过课程来实现的。因此,为迎接 21 世纪挑战,各国在调整培养目标的同时,相应地进行了课程改革,努力提高教育质量,这是当今各国教育改革的核心,也是教育改革的重点和难点。美国在题为《实现美国高等教育的潜力》的报告中强调:如果大学不能为学生提供高质量的教育,那么,教育机会的增加也就失去了意义。这方面有一些趋势值得重视:理论教育与实践相结合,训练学生的思维、交流、动手能力;加强护理科研教

育,让学生参加各种科研活动,为学生创造发展智力的环境和条件,培养创新能力,设置批判性思维的教学课程,提高学生思维能力及思维品质等。

(六)促进护理教育国际化

为适应未来世界各国之间的联系和交往日益频繁的趋势,各国普遍重视并采取护理教育国际化措施:广造舆论,引起领导、公众对护理教育国际化的必然性和重要性的认识;开设专门课程或在有关课程中渗透护理教育国际化内容,加强对国际护理教育的理解;加强外国语的教学;广泛开展护理教育的国际交流和合作。

第二节　中国护理教育的发展史与教学改革

一、中国护理教育的发展史

在古代,中国医护不分工,没有独立的护理体系存在。医生以师带徒的形式进行学习。在南北朝和唐代,虽然出现过医学教育机构,但师带徒形式是医学教育的主要形式。

我国的护理及护理教育是随着西方宗教、医学进入中国而开始的。那时各国的传教士在军队的保护下,纷纷来到中国开设教堂、宣传宗教,开设西医院和学校。我国逐步建立了护理教育和护理工作体系。1884年美籍教会护士麦克尼奇在上海妇孺医院推行南丁格尔护理制度。1888年美籍约翰逊女士到福州成立第一所护校。1921年北平协和医院设护理科,招收高中毕业生,修业期3年;1928年开办公共卫生护士训练班,1938年协和医院设护理系,凡入校学生必须高中毕业,且修完大学基础学科1年以上。英文听、说、读能力优秀者,修满大学2年以上护理科必修课程后,同时可以兼取护士资格证书和学士学位证书。1933年政府开办的中央护士学校成立,1936年教育部成立医学教育委员会,内设医、药、护、牙、助产及卫生等专门委员会。

至1949年全国共建立护士学校183所,均为医院附属护士学校,有护士32 800人。

1950年国家卫生部与中国人民解放军总后勤部卫生部联合召开"第一届全国卫生工作会议"。大会对护理专业的发展做了统一规划,并将护理专业定为中专,学制为3年。1957年2月,北京召开了中华护理学会理事会,到会代表讨论并肯定了举办正规高等护理教育的必要性。

1976年以后,尤其是从党的十一届三中全会以来,护理教育重获新生。为迅速改善护理工作状况,卫生部在1979—1980年间先后发出《关于加强护理工作的意见》的通知和关于试行《中等卫生学校三年制医士、护士、药剂专业学生基本技能训练项目(草案)》,加强了对护理教育的领导与扶持。1980年南京军区总医院和上海卫生干部进修学院在国家卫生部和市卫生局支持下,率先开办了"高级护理专修班"。1983年天津医学院成立护理系。1984年1月教育部与卫生部在天津召开了"全国护理专业教育座谈会",决定在国家高等医学院校内设置护理专业。首批成立护理系,开设护理本科专业的有北京医科大学、北京协和医科大学、上海医科大学、上海第二医科大学、第二军医大学(现中国人民解放军海军军医大学),学制4~5年,毕业后授予学士学位。1992—1993年,北京医科大学、第二军医大学获准正式招收护理专业硕士研究生。随后,北京协和医科大学、上海医科大学、华西医科大学等也相继获准招收护理学硕士研究生,主要研究方向有外科护理、护理教育、创伤护理、重症监护及护理管理等。1995年,北京协和医科大学护理学院正式成立,成为我国第一所国家重点大学护理学院。随后上海医科大学、中山医科大学、湖南医科大学及华西医科大学相继成立护理学院。

根据1999年资料统计,全国共有中专护士学校500所,37所院校设立了护理大专教育,67所院校开设护理本科教育,15所高等院校开设护理研究生教育。此外,全国各地还开办了各种形式的成人在职高等护理教育,如自学考试学历教育、函授学历教育等,培养了大批优秀的护理人才。尽管近年来护理教育发展迅速,人才培养规模不断扩大,但是根据社会对护理的需求,护士数量仍明显不足,和其他一些发达国家十几年前每万人口护士数相比,差距仍然很大。要解决我国护理队伍的数量和质量问题,根本出路仍是继续花大力气办好护理教育。

二、中国护理教育的教学

近年来,根据教育部面向 21 世纪高等医药教育教学内容与课程体系改革计划精神,护理教育以培养适应 21 世纪社会发展需要的高等护理人才为目标,在全国范围内开展了护理教育改革。中国护理教育的教学改革有以下几个方面。

(一)强化立德树人,突出职业素质

注重能力培养、加强素质教育是中国 21 世纪人才培养的新课题,护理教育也不例外。适应现代化护理要求的护理人员应具备良好的创造性科学思维能力、综合分析及解决问题能力、应变能力、社会交往能力、动手操作能力、心理承受力和职业态度。

(二)调整课程设置,突出专业特色

我国的护理课程设置受生物医学模式的影响,存在公共基础课和医学基础课所占比重大,人文和社会学科、专业基础课及专业临床课所占比重偏小,课程内容中讲疾病多,讲护理少,基本上是临床医学专业课程的压缩和翻版,同时尚未改变传统的"老三段"课程结构,前期课和后期课缺乏有机的联系,在教学安排上理论和实践结合不紧密。目前,各护理院校按照现代护理观和教育观的要求,结合护理专业的特点,努力探索既符合国情又能同国际接轨的面向 21 世纪的高等护理教育课程体系。课程改革的主要趋势表现为:减少公共基础课、医学基础课课时,增加人文和社会科学课时;打破传统的以学科划分课程,增加适应社会发展需要的新课程;增加实践课课时,早期接触临床;编写与课程改革配套的新教材。

(三)改革教学手段,提高教学现代化水平

随着现代信息技术的不断发展,近几年来我国一些高等护理院校着力开展计算机辅助教学研究,即将相应的教学内容和最佳的教学策略通过计算机动画技术、图像处理技术及数字视频交换技术的转换,贯穿、体现于课

件中,形成演示-模拟-练习型计算机辅助教学软件。教师可运用课件进行课堂演播,代替亲自演示;学生可以通过课件,在计算机上自学护理知识和技术,代替课堂教学;并能在计算机模拟的情境下进行操作练习、回答问题,巩固所学内容,并进行自我评估。

(四)优化教学方法,注重素质教育

护理教学方法的改革一直是护理教学改革的重点,近一个时期,护理教育界开始提出素质教育的目标,探索有效培养学生能力和职业情感的新教学方法,例如:目标教学法、实践反思讨论法、情境导学法、批判性思维技能训练法和情感教学法等,这些方法对提高学生学习的主动性、激发自学潜能,培养学生的自学能力、批判性思维能力及良好的职业情感与态度有较好的效果。

(五)改革评估方法,构建科学的评价体系

在进行了一系列以"素质教育"为核心的护理教学改革后,一些院校开始探索研制适用于护理专业学生的科学素质、技能综合评价体系,其中包括政治素质、职业素质、业务素质、体能素质和发展潜能等几个大的方面。通过细化,将大的方面分成若干个具体考核项目。一般采取自评、互评和教师专家考评等方式,将阶段考核和终末考评结合起来,并建立一定的数学模型和统计学方法,旨在全面客观地评价不同层次护理学生的综合素质。对于总结护理教学改革经验和不足指明今后教学改革方向起到一定作用。

(六)拓宽教育渠道,加速护理人才培养的速度和规模

1995 年以来,国家及各部门通过不同渠道、不同办学方式大力开展护士在职教育、学历教育及继续教育,为广大临床护理人员提高学历、更新知识结构提供了更多的机会,有效地缓解了受高等护理教育办学规模的限制,难以在短时间内提高护士队伍的整体水平的矛盾。主要有以下几种形式:开办全国性护理专业中专升大专和大专升本科的自学考试;争取国际各类基金资助;在有护理硕士学位授予权的院校,开办护理专业研究生课程班,通过国家统一英语六级考试和硕士论文答辩后,可申请硕士学位。

第三节 护理教育的体系

在整个教育体系中,护理教育系统具有其独特的体系结构。它既有其外部的形式结构,又有其复杂的内部结构;既有横向的结构,又有纵向的结构。各种结构的复杂组合,形成了一个多维的护理教育层次网络体系机构。本节主要介绍护理教育的层次结构及类型。

一、护理教育的层次结构

我国护理教育的总任务是建立主动适应我国国情的、有中国特色的护理教育体系,培养适应中国卫生事业发展需要的各级各类护理人才。从这个总任务出发,我国护理教育分为不同的层次结构,各层次的任务、学习年限、培养要求及毕业后的工作范围有一定的区别。目前护理专业教育的层次体系结构是:中等护理专科教育、高等护理专科教育、护理本科教育及护理研究生教育。

(一)中专护理教育

中专护理教育的任务是培养临床第一线的中级护理人员,招生对象为初中或高中毕业生。报考的学生必需经过国家统一入学考试,由各学校根据考生德、智、体三方面进行全面衡量,择优录取。学习的年限一般为3年或4年。学生毕业时,必须掌握中等教育所必需的文化基础、专业基础知识及实际操作技能;具有对常见病、多发病及危重患者观察、应急处理及身心护理的能力;具有基本的社会保健知识。毕业后通过国家的护士执业资格考试,并取得相应的护士执业证书后,能在各级医院独立从事临床护理、卫生宣教及疾病防治等方面的工作。

随着我国护理教育的不断发展及社会对护理专业需求的不断提高,当前的中专护理教育已经不能适应护理模式的要求及社会的需求,多数护理院校已逐步取消了中专护理教育,只有少数院校根据当地的需要保留了中专护理教育。

(二)高等护理专科教育

高等护理专科教育的任务是培养具有临床实际工作能力的高级护理人员。教育的办学形式多样。目前有独立的高等护理专科学校,有普通大学的护理学院内设立的专科,也有职工大学及自学考试等多种学科形式。一般招生对象为高中毕业生或同等学力的男女青年。学习年限一般为 2 ~ 3 年,毕业后发给专科毕业证书。

学生毕业时,要求在掌握本专业的基础理论、基本知识及基本技能的基础上,提高专科护理理论及技能水平,掌握本专业的新知识、新技术,具有初级的护理管理、预防保健及护理教学的能力,初步掌握了护理科研知识,具有应用护理科研成果的能力。

(三)高等护理本科教育

高等护理本科教育任务是培养既有临床实际工作管理能力、教学能力,又有一定科学研究能力的护理学生。实施护理本科教育的主要机构是各医科大学。学生入学文化程度应具有高中毕业水平,学习年限为 4 ~ 5 年。通过学习,学生掌握基础医学、临床医学的基本知识及护理学的基本理论知识与技能;具有常见病、多发病的诊治知识和急危重症护理、专科护理及重症监护的技能;具有护理管理、教学及科研的初步能力,毕业后能从事高级临床护理工作和护理教学、科研工作。教育部制定护理本科教育教学计划,编印出版各门课程的教学大纲和教材,供各院校师生参考使用。学生按教学计划规定修完全部课程,考试和考查全部合格,选修课达到要求学分者,准予毕业,发给毕业证书,按国家颁布的学位条例规定授予理学学士学位。

(四)护理研究生教育

1.硕士研究生教育

硕士研究生教育是护理研究生教育的第一阶段,其任务是培养掌握丰富的自然科学、基础医学、临床医学和护理学理论知识,能熟练掌握护理操作技能,有广泛的社会科学知识,有较强的护理教育、护理管理、护理科研能力的高级护理人才。学生毕业后能独立从事高等护理教育、护理管理、护理科研工作,也可成为临床护理、社区护理和预防保健等方面的护理专家。

我国实施护理硕士研究生教育的机构主要是高等医学院校或普通院校的护理学院。招生对象是高等护理院校本科毕业生或具有同等学力者。经过全国统一研究生考试录取,学习年限一般为 3 年。学习期间,由指导教师按照研究生的培养目标,制订本专业的培养计划及培养方案。方案及计划对研究生的素质、专业要求、研究方向、必修及选修课程、时间安排、指导方式、培养方法及考核和完成学位论文的期限等都做了明确、具体的规定。研究生经过硕士学位课程的学习,考试、考察合格,完成科研课程及学位论文,通过答辩委员会,报国家授权的硕士学位评定委员会审核批准,授予硕士学位,发给学位证书。

2. 博士研究生教育

博士研究生教育是研究生教育的第二阶段,其任务是培养在本门学科上掌握坚实宽厚的基础理论和系统深入的专门知识,具有独立从事科学研究工作的能力,在科研或专门的技术上做出创造性成果的高级护理人员。博士研究生毕业后,一般能够培养成为学科带头人和各学科的技术骨干。入学对象是已经获得硕士学位或应届硕士毕业生等护理人员,经过国家统一入学考试录取,学习年限一般为 2 ~ 3 年。学习期间必须完成所规定的博士学位课程,通过考试,成绩合格,在导师的指导下完成科研课题,发表博士论文,通过论文答辩,报国家授权单位的博士学位评定委员会批准,授予博士学位。

目前西方的护理博士研究生教育主要有两种形式:护理科学博士和哲学博士。护理科学博士注重培养高级临床护理实践者及临床护理专家,注重学生临床科学研究及解决临床实际问题能力的培养。护理哲学博士注重培养具有科学研究和发展护理理论能力的理论型研究人才。

二、护理教育的类型

护理教育的类型,根据教育对象、办学形式及教育目标的不同有不同的分类方法。按照教育对象的不同,可以分为普通护理教育及成人护理教育。按照教育的形式不同,可以分为全日制护理教育、业余教育、函授教育、广播电视教育、自学考试、远程教育、进修教育、短期培训教育等形式。按照教育目标的不同,可以分为职业前专业基础教育、毕业后教育、继续教育等。以上各种分类方法并无严格的界限,相互之间既有区别,又有交叉及联系。

综合以上分类方法,可以按照教育对象及目标的不同,将护理教育分为普通高等护理教育、毕业后的研究生教育、继续护理教育及成人护理教育4种形式。

(一)普通高等护理教育

普通高等护理教育是建立在普通教育基础上的护理专业教育,教育对象为高中毕业的青年学生,完成教育的机构是国家或部属的全日制普通高等医学院及综合大学的护理学院,分为本科及专科两个层次。

(二)毕业后的研究生教育

毕业后的研究生教育是针对大学本科、专科教育的毕业后的在职人员所进行的专业培训,主要指护理研究生教育,目的是培养从事护理研究、教育、管理及高级临床护理的专门人才。

(三)继续护理教育

继续护理教育是对正在从事实际工作的护理人员提供的教育,是以学习新理论、新知识、新技术和新方法为目标的持续终身的在职教育。自20世纪50年代以后,医学科学的迅速发展和卫生服务的需求改变,以及社会经济的发展,对护理教育提出了新的要求,如何使从事实际工作的护士能跟上科技进步,提供优质护理服务,这就成为继续护理教育的迫切任务。为此,经过多年的讨论,1970年美国护理学会正式成立了继续教育委员会。随后全世界各国都相继成立了继续护理教育委员会,颁布了一系列有关继续护理教育的规章制度和认可继续护理教育项目的标准,认为继续护理教育是保持护士个人工作能力,促进个人成长和业务水平提高的基本途径。接受继续护理教育是护士的一种权利,也是一种义务。如美国50个州大部分已决定护士必须定期参加继续护理教育,并以此作为重新注册的依据。对完成继续护理教育的标准,各州不尽相同,以每2年5学分到30学分不等。1997年4月我国中华护理学会在无锡召开了全国继续护理教育的会议,对继续护理教育的定义、对象及试行办法等给予了具体规定,并规定护士执业证书每2年注册一次,并以继续教育学分作为注册的依据,这些规定已在全国大部分省市开展。我国的继续护理学教育已向制度化、规范化方面发展,对促进护士个人成长和业务水平的提高起到了积极的作用。

(四)成人护理教育

成人护理教育是我国成人教育中的一种护理专业教育形式,是为了适应国家经济建设及社会发展的需要,对成人所进行的专业知识或文化科学知识教育。完成教育的单位是各种类型的成人学校、综合大学的护理学院或职业技术学院。

目前,成人护理教育常见的形式包括:在职中等护理专业毕业护士通过成人自学考试、夜大、函授获得高等护理专科学历;在职的高等护理专科护士通过自学考试、夜大、函授获得本科学历或学士学位;本科毕业的在职护理人员还可按国家规定申请在职硕士学位等。

第四节　护理教育的特征

护理教育是建立在普通教育的基础上,以培养护理专业人才力目标的专业性教育。护理教育同其他的普通教育一样,具有教育的本质及属性,同时由于专业性质的不同及教育对象的特殊性,护理教育又具有区别于其他学科的特征,具体体现如下。

（一）人道性

高等护理教育活动是一种有计划、有目的的自觉行动,护理的对象是人,是以人的健康为中心的。护理教育对象中,有相当一部分是处于成年期的学生。他们大多来自不同的护理工作岗位,身心发展已基本成熟,对社会、人生及职业有较为稳定的观点。他们学习目的明确,有较强的责任心与独立性。但由于他们在承担学生角色的同时还承担了妻子、母亲、护士等社会角色,担负着这些角色的责任与义务,因此,在学习过程中,感受到的紧张与压力比同届的青年学生要大。护理教育的人道性要求培养具有高尚的护理道德,对人的健康认真负责,对技术精益求精,具有扎实的护理理论及精湛护理技术的人才。

（二）继承性

护理的工作对象是人,要求在护理工作中不能轻易以人为实验对象,就必须从前人的知识、经验及科学方法开始,继承这些成就,并在此基础上了解规律及方法,以创造性地继承前人的经验及知识。

（三）整体性

护理教育的内容具有综合性、整体性的特点。随着医学模式的转变和整体护理思想的确立,护理的目标已指向使护理对象不仅在身体方面,而且在心理、社会方面都达到健康完好状态。要实现这一目标,护理工作者就必须具备多方面的知识。这就要求护理教育的内容比医学教育的内容更为广泛、丰富,学生除了必须掌握医学基础知识、护理专业知识外,还必须学习心理学、管理学、教育学、社会学、伦理学及美学等社会、人文科学知识。

（四）周期性

护理教育的周期长,因此必须着眼于未来的发展,从现有的科学技术水平出发,培养适应未来卫生发展的护理人才。在教学中必须以教师为主导,以学生为主体,发挥学生的主观能动性,将教学的重点放在发挥学生的潜力上,以培养学生独立分析及解决临床护理问题的能力。同时在教材、教学内容及教学方法的选择上,也应该以护理学的发展规律为依据。

(五)实践性

由于护理学是一门实践性很强的学科,要求学生掌握一系列操作规程及技术。护理教育是否成功,不在于单纯看学生掌握了多少书本知识,更重要的是能否解决患者及其他服务对象的实际问题。因此,在护理教育过程中需要重视实验室及临床实习等其他社会实践的机会,以培养学生的实践能力。护理教育的实践性特点,决定了护理教育不可能在课堂上、学校里全部完成。护理教育有赖于教学医院的支持及社区各部门的支持。因此,护理教育管理具有层次多、部门多、参与管理的人员多的特点,这就需要参与护理教育的各部门、各层次机构要理顺关系,保持畅通联系、相互支持、密切配合。

第五节　信息技术在护理教育中的广泛应用

随着科学技术的迅猛发展,信息技术及网络已经在全国范围内得到普及应用,并且对社会各个行业领域带来深远持久的影响,教育行业也不例外。护理教育是医学系统结构的基础组成部分,护理教育需要较多的视频、图片等资料加以说明。为适应现代教学发展趋势,培养出具备专业能力和符合时代发展要求的多层次复合型护理人才,必须发挥信息技术在护理教育中的作用,将传统单一的教学模式与互联网技术相结合,满足护理人员的新时代素质要求,使护理教育专业更快更好地向前发展。

一、网络教学平台在护理教育中的应用趋势

随着"互联网+"战略在全国高等学校的进一步推进,传统的教育模式已经远不能满足高等学校现有的教学要求。护理教育要打破原有的教学模式,紧密与时代联系发展,大力推广信息化网络教学平台。

（一）基于校级网络教育平台的护理学授课模式逐渐兴起

校级网络教育平台课程不受时间和空间的约束，课程内容生动形象，信息有存储功能，可有效弥补传统教育模式的不足，满足不同年级、不同学历的学习要求，提高学生学习的自主性和积极性。现在"互联网+"模式已经深入人心，绝大多数高校都在建立自己的校园网络授课平台，老师可以在校内的网络平台上上传相关的护理教育视频资料，列出需要讨论的问题，让同学们提前预习，线下教师授课时进行引导并进行讨论，由于课程是在线上发布的，学生们可以提前在宿舍、图书馆进行预习，提升自学能力，建立校内网络学习平台可以有效避免学生在课堂上课不听讲的状态，使同学们更快地加入课题讨论中，实现随时随地畅通地学习。

（二）以社交软件为平台的护理教育授课模式越来越广泛

现代社会中，手机是大家必不可少的人际交流工具，目前国内免费的社交软件使用频率最多的是QQ和微信，这些社交软件可以免费建立群组、发送消息、上传相关文件、保存重要信息。免费的网络平台更受广大护理教育相关工作者的青睐，这些优势被很多相关专家学者用于传统课堂辅助教学模式当中，传统课堂和网络课堂相结合，让同学们以及相关工作者更加热爱护理教育专业。

护理教育学是一门护理学与教育学交叉形成的护理专业课程，社交软件的功能即通过数字化教学平台实现信息的交换功能。微信和QQ可组建群组，授课老师可将相关教学文件发放到群组当中，并要求学生上课前预习相关知识，这种建立群组的网络教学模式能够实现高效地解答学生的相关问题、在线申阅作业的功能，并且能通过群组将护理教育学学科前沿的知识共享给学生，让学生增长见识，扩宽视野。还可以实现老师间的教学资源能够相互传递以及学术问题及时相互沟通的功能。此外，也可申请建立微信公众平台，课前将章节案例及知识点发送至微信公众平台上，平台有存储历史消息的功能，授课的信息不会流失，只需让同学定期学习微信公众平台上的知识就能够达到教学的目的。相比较于传统的课上授课模式，网络教育平台、QQ群和微信群以及微信公众号等公共教育群增强了老师与同学间的亲密关系,增加了学生对学习的兴趣,使知识的传递效率变高,有效地提高了学习效率。

(三)基于第三方教学平台的护理学教育愈加成熟

在护理学教学过程中,主要分为 3 个阶段,一是护理理论课堂知识学习,二是护理技能操作练习,三是临床护理实习。在护理学理论课堂知识学习中,学生可以在课前通过第三方教学平台提前有针对性地对本课堂的知识进行学习,以防在课堂上无法跟随老师的节奏,造成对理论的理解延迟;在护理技能操作练习中,教师应注重传统课堂教育,通过让学生进行大量的操作练习,发现实际操作环节中的重点难点,并通过知识笔记帮助学生对难点进行技术分解。课程结束后,结合学生的上课表现以及学生对实际操作的掌握程度,对学生进行评价,同时在第三方网络教育平台上采集学生对课堂的满意度,并让学生写下课堂反馈内容,老师根据网络教育平台的数据进行教学改革,调整实际教学方法。老师通过第三方网络教学平台与传统课堂相结合,促使学生自主学习能力提高。网络平台提供的相关网络课程信息可以激发学生的学习兴趣,使学生与学生、学生与老师的交流逐渐增多,是一种促使学生主动学习的新型教学模式。

二、网络教育平台在护理教育中的应用优势

(一)网络教学平台的教学模式可扩大护理教育受众范围

网络教学平台主要被应用与教学与实践环节,这两个环节的受众群体大部分都是学生。除此之外,护士和患者也可以作为受众群体参加网络平台的护理教学模式,扩大护理教育受众范围。临床护士工作繁忙,时间不规律。护士常常因为工作排班等问题,没有时间进行相关知识的系统性学习。而临床患者由于身体疾病的原因,更需要也更迫切学习了解一定的临床护理知识,这样可以有利于患者自身的康复。因此我们应该利用好网络教育平台,为护士和患者创造良好的学习氛围。这样在医患进行交流的时候,患者不会因为听不懂医生的专业术语而无法准确理解医生护士的意思,也可

以有效避免医患问题。我们要不断促进护理网络教育平台的发展,确保其能发挥更大的社会效益与经济效益。

(二)信息化网络教育可优化护理教学方法

在护理教学中,通过信息化网络平台进行教学,是护理教学中较为有效的学习资源,得到了广大师生的充分认可。虽然网络教学平台相比较与传统授课模式在课堂上的反响十分强烈,但它最终也是护理教育学中的辅助教育工具,并不能完全代替传统授课方式。因此,在实际流程环节,教师还要注重把握传统课堂的学习效率,充分发挥两个课堂各自优势,达到事半功倍的效果。在采用网络教学的时候,教师主要以翻转课堂的教学模式为主,护理教育的相关从业人员也应该用这种教学模式,并通过和其他教学模式相结合,促使护理教育学的蓬勃发展。在护理教育的课堂中,教师可将课堂的自主权交给学生,激发学生自主学习的能力,提高学生自身的学习水平。目前,在护理教育中,网络平台的使用范围还不大,无法实现范围内的资源共享。在今后的护理教育中,我们应加大力度发展对网络教育的资源共享程度。

(三)信息化网络教育可创新护理教育的教学方式和方法

信息化网络教育创新了课堂教学模式和教学方法,并且重视护理教育最新成果的传播和研究。发达国家比我国更早将以计算机为基础的教育应用于护理教育中,并且从中已经相继产生大量的科研成果。现阶段计算机基础教育已经形成相对成熟的教学体系和教学软件课程,促进了护理教育的进步。信息化网络教育使很多教育资源直接在计算机多媒体课件中展示出来,以直观化、动态化和趣味化的形式让学生易于理解,尤其是在分析案例时计算机基础教育优势明显,让学生在掌握系统理论知识的基础上,加强学生实践技能的训练,符合现代医学行业工作岗位的实际需要。信息化网络教育符合当前我国倡导的以学生为课堂主体,发挥学生学习主观能动性的价值理念,提高学生的自主学习能力,从学习过程、学习方法和学习内容等方面来培养护理人才。

（四）信息化网络教育可加强护理教学中师生之间的互动

信息化网络教育具体是指将计算机和网络引入护理教学课堂中，计算机移动信息设备作为物质载体，根据教学安排和教学需要及时搜索出大量的护理资源和可讨论案例来培养学生的专业实践能力。帮助授课教师组织开展教学活动，更容易引发学生对课堂知识的思考。而随着手机的智能化及普及化，学生群体间的聊天互动极其频繁活跃，微信成为最受欢迎、最活跃、使用量最多的聊天软件。手机可以随身携带，且微信可以随时查看并进行交流，通过与学生共同组建微信群的方式，可将单纯的课堂授课转化为即时随地的互动式教学，同时微信可以以文字、图片、小视频等多种形式来进行互动式交流，在一定程度上既增加了教师和学生的互动交流，改变了以往教师和学生交流少的状态，提升了学生的学习兴趣，增强了总体教学效果。

基于信息化的互动式教学模式将教学的知识性和信息的即时性、趣味性相结合，可以集声音、图像、讨论、知识的巩固于一体，不仅调动了学生的学习兴趣，同时增进了教师与学生的互动，使学生活跃了学习氛围，更加侧重于理解力、思维能力、自主学习的能力，同时因主动学习提高了学生的学习成绩，增强其自信心。所以，利用计算机有助于加强师生之间的有效互动，师生之间的良好沟通和交流能够提高整体护理教学质量和教学效率。

信息化网络教育平台能够有效地帮助护理专业的学生掌握他们专业相关理论知识。并且能够化繁为简，使临床实践教学变得更加可视化、透明化，带动更多的人加入护理教育学习中来，不断提高护理教育的教学效率。现阶段，以计算机为基础的教育占据我国护理教育的重要组成部分，适应了现阶段我国实施的教育体制和教育理念。坚持将信息化网络教育引入护理专业课程教学中，有助于培养出理论与实践相结合的应用型、复合型人才，完善我国的护理教育体系，为医疗事业的发展做出更大贡献。

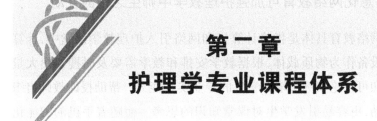

第二章
护理学专业课程体系

学校为了实现教育目的、目标,就得向学习者提供预先计划好的教育内容,借以发展他们的品格、开发他们的潜能,这种教育内容的系统组织,一般谓之课程。课程是教育观念、教育思想、教育内容的集中体现,也是贯彻教育方针,落实培养目标的主要形式和途径,它在很大程度上决定着教育的质量。了解课程的基本理论,掌握课程设计的一般原理,洞悉世界课程改革发展的趋势,借鉴国外的课改经验,对进一步加快我国护理专业课程改革的步伐有着重要的现实意义。

第一节 一般专业课程的结构与类型

课程结构及类型是高等院校护理学专业课程编制中所涉及的主要问题,合理的课程结构及类型组合对促进护理教育的改革及发展,培养合格的护理人才具有重要意义。

一、课程结构

课程结构是指构成课程的各个要素的组织形式,主要包括各类科目课程的数量、相互关系、顺序、配合和比例。课程结构的研究主要探讨课程各组成部分是如何有机地联系在一起,因为科学的专业教学指导思想及富有专业特色的课程结构是培养优秀专业人才的基础。

(一)课程结构要解决的主要问题

课程结构要解决的主要问题是根据培养目标设置哪些课程,如何设置这些课程,如何将各种内容、类型、形态课程相互组合以达到整体优化的效应。要形成整体优化的课程结构,必须解决好以下几个方面的问题:在课程内容上,要解决好德、智、体、美、劳等方面课程的课时分量和相互关系;在课程范围上,要解决好课堂教学与课外活动、社会实践活动的比例及相互关系;在课程设置的形式上,要解决好必修课与选修课程的比例及相互关系;在课程类型上,要解决好学科课程与综合课程、核心课程与活动课程等不同课程的比例关系。

(二)课程结构的主要分类

依据课程要素之间在排列顺序上的关系,课程结构主要分为纵向结构和横向结构。

1. 纵向结构

纵向结构是指课程要素在时间和顺序上的相互关联性,即如何将课程目标和课程理念体现在课程结构内各类各门课程之中,并最终转化为学生在课程中的学习活动。即从宏观的课程目标具体化为微观的课程形式,也就是从教学计划到教学大纲,再到教科书的形式。课程中如何安排基本训练的基础课程与专业课程,就需要根据一定的顺序性、连续性及逻辑性来制订。

2. 横向结构

横向结构是指课程要素在空间上的相互关联性。具体表现为各门课程所占比例及其相互关系。横向结构的空间关联性主要表现在3个方面:①各学科之间的相互关联性;②学科与社会之间的关联性;③学科与学生之间的关联性。使课程要素之间在横向上产生相互作用和联系的方法是"统合",主要包括如下。

(1)学科之间的统合:即将相邻领域的学科或内容采用合并的方式综合

在一门新的学科中。高等医学和护理教育中的主要统合形式有：①融合形式，即将那些有着内在联系的不同学科合并成或融合成一门新的学科，成为跨学科课程或交叉学科课程，如护理伦理学、护理心理学。②广域形式，即将几门学科的内容组织在一门综合的学科中的形式，由于涉及的领域比较广泛，并形成了一门新的学科，这种课程称为广域课程或综合课程，如护理学导论。③主题形式，即围绕某一主题，将与之相关的内容综合在一起的形式。这种形式主要用于加强基础与专业的联系，拓宽知识面，通过各学科主要原理融汇在一起，达到学科间的统合，这种形式较适合于自主性、探索性和实践性的学习。

（2）学科与社会之间的统合：即将学科内容与所要解决社会某一实际问题所需的内容结合起来的形式。主要有：①核心课程与分科课程相交错的形式，即先按照解决一些社会重大问题划分所设置的课程，然后再在其下面按照学科知识体系设立学科课程于各个领域之中；②工读课程形式，即理论学习与生产实践相结合的形式，目的在于加强学科知识与社会实际、理论与实践之间的联系。

（3）学科与学生之间的统合：即学科知识内容与学生认知心理过程、动机和兴趣相结合，传授知识与培养独立学习、工作能力和创造力相结合。

二、课程类型

长期以来，我国护理课程结构的突出问题之一是单一化的专业课程，多数院校都是以学科为中心的形式设置的课程，为解决好此类问题，有必要了解学校课程中的一些主要课程类型。

（一）学科课程与综合课程

根据课程的表现形态，可以分为学科课程与综合课程。

1.学科课程

学科课程通常又被称为分科课程，是根据各级各类学校培养目标和科学发展水平，从各门科学中选择出适合一定年龄阶段学生发展水平的知识，设计成不同的学校课程。各学科具有各自特定的内容、一定的学习时数和学习期限。

2.综合课程

综合课程又称广域课程,它是打破学科逻辑组织的界限,从知识的整体性角度组织起来的课程。一般采用合并相邻领域学科的办法,以减少教学科目,把几门学科的教材组织在一门综合的学科中。综合课程除了具有减少分科的优点外,还比较容易结合实际生活。

学科课程与综合课程是学校教育中的两种基本的课程类型,二者具有相互补充而非相互替代的关系。学科课程能最大限度地保持知识的系统性及连贯性,使教材依一定的逻辑顺序排列。因此,能以最简约的方式将人类长期积累的知识有效地系统传授给学生,易教易学,易于编制修订,也容易考核。但由于分科过细,只关注学科的逻辑体系,不利于学生整体掌握知识。同时,科学发展的趋势使各学科间既不断分化,又相互渗透综合,但学科课程在教育实践中既不容易随着科学的分化而同步分化,也不容易随着科学的综合而互相联系,而综合课程则可以在一定程度上弥补这一缺陷。

虽然采用综合课程的结构,减少了课程设置中的分科数目,教给学生的知识不致过于零碎。但是,同时也存在着以下困难:一是教科书的编写,如何将各学科的知识综合在一起,这是需要认真研究的;二是师资问题,过去培养的师资,由于专业划分过细,所以不能胜任综合课程的教学,需要重新培训增加师资力量。

(二)必修课程和选修课程

从课程对某一专业的适应性和相关性的形式划分,可分为必修课程和选修课程。

1.必修课程

必修课程是指学生必须修读的课程。为了保证学校的教育质量,必须设定一定数量的必修课。必修课主要包括基本理论、知识和技能类方面的课程。

2.选修课程

选修课程是指允许学生在一定范围内可以因人而异自由选择的课程。选修课是为了适应学生兴趣爱好和劳动就业需要而开设的,这类课程用以扩大和加深学生的科学理论或应用知识,发展学生在某一方面的兴趣与专长。其内容既可以是有关知识方面的,也可以是有关技艺或职业技术方面的。选修课又可分为两种:①限定性选修课,即规定学生必须从所提供的选修课中选修其中的一组课程或是从指定的各组中选修几门课程。②非限定性选修课,即可以由学生根据自己的爱好和需要任意选修的课程,主要是一些深入研究类课程和扩大知识视野类的课程。

(三)核心课程与外围课程

从分科型或综合型的观点来分类,可分为核心课程和外围课程。

1. 核心课程

核心课程是以社会基本需求和活动为核心,将若干重要学科结合起来,构成一个范围广阔的科目,并与其他学科相配合,成为每个学生所必修的课程。核心课程倾向于打破学科间的界限,以学生的活动作为教学的形式,但活动内容不由学生自己决定,而是由教师按照社会需要来决定。

2. 外围课程

外围课程是从学生的差异出发,为不同的学生所准备,以满足个体差异的需要的课程。注重系统知识的传授,以一门学科为中心,有时还从必修课程中选择那些重要的课程作为主干课程。

(四)显性路程与随性课程

根据课程是否有明确的计划和目的,可将课程分为显性课程和隐性课程。

1. 显性课程

显性课程也叫正规课程,是学校有目的、有计划传授的学科,一般也是最受重视的课程部分。

2. 隐性课程

隐性课程是指对学生在学校情境中无意识地获得的经验间接地起影响作用的那些隐蔽的、无意识的、非正式的因素。之所以称为隐性课程,就是因其常常是以学生没有意识到的方式来施教的。

显性课程与隐性课程的主要区别:①在学生学习的结果上,学生在显性课程中获得的主要是学术性知识,而在隐性课程中得到的主要是非学术性知识;②在计划性上,显性课程是有计划、有组织的学习活动,学生有意参与的成分很大,而隐性课程则是无计划的学习活动,学生在学习过程中大多是无意接受隐含于其中的经验;③在学习环境上,显性课程主要是通过课堂教学的知识传递进行的,而隐性课程是通过学校的自然环境和社会环境进行的。显性课程对学生的知识传授起着主导作用,隐性课程对学生的身心发展有着重大的影响。

此外,还有其他的分类方法,如按课程的侧重点的不同,可将课程分为"学科课程"和"经验课程"。前者的重点是传授系统的文化知识,而后者则注重认识学生的经验和需要。

从层次构成上看,可将课程分为公共基础课程、专业基础课程以及专业课程。根据课程规模大小可将课程分为大、中、小、微型课程。根据课程传授内容,又可将课程分为理论型课程和实践型课程。此外,还有学问中心课程与人本主义课程,先行课程与后继课程等等。

第二节 护理学专业的课程设置

一、护理学专业课程设置的基本原则

课程的设置、演变、改进和发展,必然受到社会的政治、经济、文化及生产力的影响和制约。课程设置基本原则有以下几点。

(一)科学技术和医学护理学的发展是护理课程演变发展的动力

科学技术是推动社会发展的动力,也是推动教育和课程发展的动力。历史上每次科技革命,都带来了教育和课程的改革。现代科学的迅猛发展,促成了以高新科技为特征的新技术革命,对人类社会各方面都产生了巨大影响,也必然对护理教育的课程结构与内容产生巨大的冲击与挑战。

随着科学技术的迅猛发展,社会生产力的提高,人类生活水平的提高,人们对医疗护理服务的要求也随之提高,人们不仅要求治病、防病,而且还希望健康、长寿、优生、优育。这就要求护理学从更广泛的范围研究如何提高正常人健康水平,如儿童健康、妇女健康、老年健康的护理理论及技能,研究环境因素、社会因素及心理因素对人类健康与疾病的影响,从而推动护理心理学、护理教育学和护理康复学等新兴护理学科产生与发展,也进一步影响护理课程的结构与内容。

(二)培养目标是护理课程设置的根本依据

护理院校的培养目标是根据国家总的教育目的、任务来制定的,它是护理课程设置的根本依据。护理课程必须根据我国社会主义教育方针,正确处理德、智、体三者的关系,在课程设置上进行全面合理的安排。使受教育者在德、智、体全面都得到发展,成为社会主义有觉悟、有文化的劳动者。

护理课程设置必须根据培养目标的层次和规格,确定不同规格和特点的课程系列。例如,研究生一般是在本科毕业的基础上,进一步培养的具有创新能力的专门人才,其基础知识应比本科生广博,专业知识应比本科生精深。本科生是培养通用型高级护理人才,不仅要有扎实的理论基础,还要有较强的实际运用能力。专科生一般来说,基础知识不必要求太高,但在应用性知识和技能上相对有较高的接近于本科的要求。中专生在医学基础知识和应用性知识技能方面,要比专科生低。这些特点应在护理课程设置科目与时间分配中得到充分体现。

护理课程设置必须从护理专业的角度考虑,应在充分认识课程对专业的适应性、更新性、发展性和坚持突出护理专业特色的原则基础上,确定护理专业的基础理论课程、主干课程、选修课程和整个课程体系。

护理课程设置必须与培养目标规定的学制相一致。按培养年限来确定课程设置,年限长者课程多,年限少者课程少。

(三)教育科学发展是影响护理课程设置的重要条件

1.教学原则对护理课程的影响

教学原则是教学过程客观规律的反映。几乎所有教学原则对护理课程设置都有制约作用,例如,护理课程的设置必须跟上科学进步的步伐,适应社会对护理人才培养的需要,另一方面,又要有利于护理教学的正常进行,这就需要认真处理好科学文化知识的无限性和护理学课程的有限性的矛盾。也就是既要考虑符合科学性与思想性相结合的教学原则,又要考虑量力性原则。

2. 教育科学发展对护理课程的影响

现代教育思想认为,教学过程应具有传播知识和技能,发展学生的智力、能力,形成学生辩证唯物主义世界观和培养学生的共产主义道德品质的功能。因此,护理课程设置必须具有与此相适应的结构。

3. 课程载体的变化对护理课程的影响

课程载体的变化,表现在除了传统的教科书、资料图表之外,近年还涌现出了投影、电影、电脑磁盘及在线网络课程平台等现代化载体。这一变化必然带来课程结构和教育形式与方法的改变,因此,通过课程载体形式和教学方法、手段的现代化,扩大学习的深度和广度则更具有可能性。

二、课程编制的程序

有效的护理课程编制,就是要在国家教育、卫生工作方针指导下,通过一系列科学的程序与方法,综合教育学、心理学和现代医学护理理论,充分反映教育机构的目的、任务和规章,最终形成可行的教学计划。具体包括4个阶段:指导阶段、形成阶段、功能阶段、评价阶段。

(一)指导阶段

指导阶段的主要目标是明确课程编制的任务,为整个课程设置过程提供明确的方向,是课程形成的保障。这一阶段的核心工作是通过全面细致地收集资料及查阅参考文献,以确定课程编制的理念、理论、概念及知识的具体内容,为以后各阶段提供指导。阶段指导包括4个方面的内容:明确护理教育理念,统一术语,确定培养目标选择课程编制框架。具体如下。

1. 明确护理教育理念

理念是人的价值观及信念的组合,它以原则的形式左右及指引个人的思维方式及行为举止,协助个人判断是非,决定事物的价值。团体理念在西方发达国家的机构中普通应用,如学校、医院、企业等都有其各自的企业或组织理念,国内一些医院也开始探讨其医院的护理理念。

组织理念的建立有助于个人价值与群体价值的趋同,有利于明确群体的方向,从而有利于发挥群体作用和团队精神。理念可以向社会展示、宣传本组织以得到社会的认同和承认。护理教育理念是护理理念、教育理念和学校理念的总和。选择和确立护理教育理念,目的是培养和建立职业群体共识,保持护理教学行为的高度一致性,真正把护理的先进观念变成行动。

(1)选择和确定护理理念:护理理念是引导护理人员认识、判断护理及其他相关方面的价值观及信念。它不仅对护理理论的发展具有深远的意义,也会影响护理人员对护理现象及本质的认识与感受,并影响护理人员的行为。护理理念体系的基本要素包括人、健康、环境及护理。把这些要素作为一个专业理念体系进行研究,目的是向护理人员指出专业价值观及信念,指导护理研究、教育、实践及管理,以达到最佳的护理效果,不断提高护理质量,满足不同时期社会对护理专业的需要。

护理理念的形成及发展不仅受一定时期政治、经济、社会、文化、科学及哲学思潮等因素的影响,同时也处于不断的演变和发展之中。护理理念的发展经历了禁欲主义、浪漫主义、实用主义和人本存在主义4个阶段的发展过程。人本主义对当代护理影响最大,它主张每个人都有自己的独特性及完整性,强调人的主观能动性、选择权及自主权,关心人的存在、价值、本质、理想、自由、个性、尊严、创造性及生活质量。受此哲学思潮的影响,护理理念转变为如何更好地满足服务对象作为整体的需要。

(2)选择与确立教育理念:教育理念是引导教学人员思维及行为的价值和倍念,主要是对教育目的、目标、作用、对象和活动等方面的认识和信念。不同的认识和信念产生不同的教育模式,最终产生不同的教育效果,如对知识来源和价值的不同看法,会导致不同的课程设计模式,经验课程论认为一切知识来源于感觉,唯有通过人与外界的相互作用才能掌握知识,因而学校课程注重知识和技能的传递;认为科学知识具有价值,则把科学课程置于学校课程的中心位置;如相信教学是师生合作互动的过程,人的主动性在学习中具有重要作用,相信教师是教学的主导,学生是教学的主体,成功的教学活动必须有学生的积极参与,就可能在教学中坚持"以学生为中心"原则开展教学。因此,应提高对教育理念作用的认识,在课程设置中认真选择并确立科学合理的教育理念。

(3)学校理念:是指学校的办学理念和教师对护理专业任务的理解。它是通过全体教学人员对某些概念的一致认可体现出来的。学校理念应包括对那些护理教育要素的认识,如护理、健康、人、环境、教师、学生和社会需要等。学校理念反映了学校教师对培养人才的具体意图,体现了教育者的价值观,预示着人才的未来。

(4)护理教育理念与课程设置的关系:对护理教育理念的广泛认同和接受,是科学设置护理课程的前提,同时也保证护理教学行为的高度一致性。目前,世界大部分国家护理教育机构都有自己的教育理念。1997 年国家卫生部在制定的四年制中等护理专业教学计划中正式提出并设立了"理念"。

高等护理教育的课程设置应该在护理理念、教育理念和学校理念的共同引导下进行,通过增强教师的认同感和信念,更好地体现教师在护士培养中的价值和行为取向,从而在全体教师一致努力下,达到最好的教学效果。

护理教育理念源于教育和护理实践,是从护理教育实践中高度概括而具有指导意义的理性观念。从客观角度说,它是不以人们意志为转移的客观规律和原理;从主观角度说,它是一种价值观和专业信念的体现,可以说它是客观真理与主观信念的结合。

确定护理教育理念,可参阅国外一些护理学院的"理念",吸取其中符合中国实际和护理教育发展趋势的部分,并应注意适应各学校的具体情况。护理教育理念主要包含教育的哲学依据、教育内容、教学对象和教学活动等几个方面。各校在阐述其护理理念时,文字应通俗简练。护理教育理念一经肯定并得到认同,就必须贯彻于护理人才培养的全过程,如确定培养目标、人才智能结构、课程结构、目标体系、教学实施与考核评价,必须具有严密的相关性和一致性,形成有机整体,方能发挥最大整体效益,最大限度地提高人才培养质量。

2.统一术语

参与课程编制的人员应经过认真讨论,最终在有关问题上达成一致,统一课程编制所采用的术语,从而达成共识,以防产生混乱现象。

3. 确定培养目标

培养目标为课程编制提供了具体指导。护理教育的培养目标是根据国家的教育方针和卫生工作方针的要求,规定护理学生通过一定期限的学习活动,在思想道德、知识、能力和身心素质发展等方面要达到的预期结果。

在进行课程编制过程中,教育目标的确定主要是以"需要评估"的方式进行,即要明确教育需要,并确定需要的先后顺序。需要评估的人员包括学校管理人员、教师、专业人员、学生及课程工作者。需要评估主要包括以下几个阶段。

(1)系统阐述试验性的目标:即召开有关人员会议,尽可能全面系统地确定大多数人所觉察到的问题,并围绕这些问题来确定学生需要达到的教学目标。

(2)确定优先的教学目标:在收集了大家都认为需要达到的各种教学目标的资料基础上,将它们按照对学生教育的重要性程度加以排列,以便确定这些目标的主次。

(3)确定学生达到每一种教学目标的可能性:即要对学生目前达到这些目标的可能性程度评出等级。要求客观地测量与每一目标有关的学生的现状。如果学生现有水平与课程目标差距较大,就表明这是一种需优先考虑的目标。

(4)根据目标优先程度的顺序确定课程计划,选择相应的教学内容和教学策略。例如,国内护理教育中的学校培养目标是指护理教育的不同层次和类型所要求的人才培养方向、规格和各种要求,是护理教学目的的具体化,是根据国家的教育目的和各自学校的性质及任务,对培养对象提出的特定要求。这一目标在表述上包括3个部分。①专业培养目标:从事临床护理和护理管理工作的护理人员。②业务培养要求:掌握基础、临床医学的基础知识,护理学的基本理论知识与技能,毕业后能够从事临床护理和护理管理工作。③规范与要求:掌握基础医学和临床医学的基本知识,掌握常见病、多发病诊治的基本知识,掌握护理学的基本理论知识和操作技术,具有初步的医院护理管理及科室护理管理工作能力,具有护理教学和初步的科学研究能力,保证毕业后能胜任工作要求。各校在具体要求和文字表述上略有区别。

4.选择课程编制的框架

在明确了教育理念及培养目标后,应根据不同的课程观及课程编制模式选择不同的编制框架,为下一个阶段形成课程体系鉴定基础。指导阶段主要特点是勾画出课程设置的方向,并不制定具体讲授内容。一个护理学院或护理系可能花费几个月甚至几年的时间去探讨和完善其护理教育理念及课程编制的框架。在指导阶段制定出明确的目标后,下面的阶段就可以通过小组或个人制定具体的内容。

(二)形成阶段

形成阶段是根据指导阶段的课程编制任务,确定每一部分的具体内容,包括制定教学计划及教学大纲,编写教材及教学参考书等。从课程编制顺序来看,应先制定教学计划及课程体系,在此基础上编写各门课程的教学大纲,明确每门课程所要教授的知识内容,在教学大纲的指导下,编写每门课程的教科书。

1.制订教学计划

教学计划是编制课程实质内容的第一层次,从整体上规定学校的性质、培养目标、教学目的及任务、教学内容的范围及学科设置,各阶段的教学进度、课时安排,以及教学效果的评价标准。

教学计划主要由以下几个部分组成:①宗旨、理念、培养目标及制定该计划的指导思想与原则;②科目设置及要求;③学科的开设顺序及课时分配;④学年编制;⑤考核要求。

教学计划是学校教学工作的指导性文件,一经确定就应严格执行,未经批准,不得随意改动。同时,要保证教学计划在一定时期内的相对稳定,至少在一个周期内不宜进行调整。

教学计划体现了国家对学校的统一要求及质量标准,在现阶段的课程体制下,对各级教育行政部门及学校都具有法规的性质。在编制护理教学计划时,应注意以下几点。

(1)分析学校教育目标,充分考虑护理教育的性质和任务对课程的要求。

(2)调查了解社会生产、科技、文化的发展状况,研究当前社会对护理专业人才基本素质的客观要求,并对未来社会对护理专业人才的基本素质、规格要求的内容做出预测。

(3)分析研究国内外已有的教学经验及教学计划,为新教学计划的编制奠定一个可靠的理论基础。

(4)在上述收集及分析资料的基础上,确定所要开设的学科、学科顺序、开设时间、教学时数、规定的教学内容、范围及时间。

2. 制定教学大纲

教学大纲是编制课程实质内容的第二层次,是对各学科的总体设计。它从整体上规定各学科的性质、任务、内容范围及其在学校课程体系中的地位,教学大纲是编写教材的直接依据,也是衡量学校教学质量的具体尺度,对教学工作有直接的指导意义。

(1)教学大纲的组成:教学大纲一般由以下三部分构成。①说明部分:是教学大纲的起始部分,简明扼要地说明开设本门学科或课程的指导思想和意义,本课程的教学目的、任务,选用教材体系的具体要求和基本特点,提出教学方法的原则性建议。其主要目的是明确本课程的教学指导思想,为理解教学大纲、编写教材和教师的教学指明方向。②正文部分:是教学大纲的基本部分,反映课程的主要知识结构及实施措施。正文部分是根据教学法的特点,按学科的知识体系,对课程基本内容进行规定。包括系统地列出教学的全部主要课题、章节安排、教学目的、教学时数、重点难点、实验、实习、讨论和作业等。③附录部分:详细的教学大纲还包括附录部分,内容包括参考用书和资料、课外活动、教学仪器、教具及视听教材等。

(2)编制教学大纲的注意事项:教学大纲的编制必须以教学计划为依据,在具体的编制中必须注意以下几个方面。①分析本学科的目的、要求及内容体系,了解本学科新的发展变化及发展趋势,在此基础上确定本学科基本的学科体系和知识结构,划定内容范围,决定哪些是需要删减的内容,哪些是需要增加的新内容。②研究学生的认知方式、认知结构及学习本学科已有的知识准备,按照学生的认知特点及认识顺序,循序渐进地设计和安排课程的难易程度,使学科的逻辑结构与学生的心理结构相配合。③考虑本学科内部各部分内容之间纵向的衔接,研究本学科与其他学科横向上的联系与配合。④根据课程计划的规定,拟订本学科各部分教学内容的教学时间及教学要求。⑤设计本学科参观、访问、调查、研究、实验、实习等项目。

3.编写教材

教材是教学大纲的进一步展开及具体化,编写教材及其他的教学资料是课程编制的第二层次。

教材是学生及教师在知识授受活动中的主要信息媒介。教材的载体包括教科书、印刷品、幻灯片、电影片、录音、磁盘光盘、教学指导书、自学指导书、实验指导书、补充读物、工具书、各种直观的教具等。

当前,我国护理教科书的出版有多种形式,有由国家行政主管部门编辑的国定制教科书;有由民间编辑,经中央或地方教育行政主管部门审查合格的审定制教科书;有由民间自行编辑出版发行的供各学科自由选用的教科书。无论由哪种形式编辑出版,教科书的基本结构是一致的,包括目录、正文、作业、实验、图表、附录、索引和注释等。其中,正文是主要内容,按篇、章、节编排。

(三)功能阶段

功能阶段是根据设置进行课程实验,表示了课程设置中教育者的具体行为。一般来说,它是课程设计过程中的实践阶段,它把前两个阶段的内容付诸实践。功能阶段包含三方面的内容:①课程内容说明;②教学方法及学习实践;③学习的有效性。当教授整个课程内容时,教师可能发现前两个阶段形成的教学大纲中的某些定义不完善,在实施过程中需要不断地进行修改。因此,在此阶段中,全体教师的通力合作是确保课程实施的基础。

功能阶段为教师创造性地应用指导阶段和形成阶段的结果提供了机会。无论课程是个人授课或小组教学,教师都有责任运用经验及职业判断力来确定课程的可行性。

(四)评价阶段

评价是课程编制的最后阶段,主要是对课程计划完成程度进行分析,衡量学生是否最终达到了教育目标及理念所规定的范围。课程评价的作用主要有诊断和修正课程、比较各种课程的相对价值、预测教育的需求、确定课程目标达到的程度等。通过评价,为教育决策和设计者提供信息,以便进一步改进课程。评价的内容主要包括课程计划、课程目标与课程结构、教材、学习目标及教学成果等方面。

课程评价人员包括专家、教师、教学管理人员和学生等,评价中应注意,目前对学生学习效果的评价多集中于知识范畴,且经常是在记忆的水平上进行。虽然对学生的能力、思想品德的评价提到了与知识的学习的同等程度,但在实际评价中真正落实的多为知识。因此,应该加强对这方面评价的研究。另外,在评价过程中应注意强化教师的参与,因为教师既是课程的设计者,又是课程实施过程中的主导,对于课程成功与否的原因了解比学生更理性、全面和客观,提高了课程评价本身的质量和水平。

经过一个连续的过程,所编制的课程计划必须经过修改,以期日臻完善。需完善的内容主要包括:目标的制定、课程的选择与设计、教学安排及教材和教学成果评价等,其最终目的是提高课程编制的质量和效益。新的课程计划在试用过程中也应不断地进行总结、评价与修改。

值得注意的是,大多数学校在编制课程时往往都把学科专家的看法作为编制课程标准的主要来源,因为教科书通常是由学科专家编写的,基本上反映了学校应该达到的教育目标。但学科专家往往把学生看作是将来要在这个领域从事高深研究的人,而不是将这门学科视作基础教育的一个组成部分,而使提出的目标和内容太专门化,在其他方面与学生的需要不合,过分强调了该学科本身的特殊功能,忽视它的一般教育功能。因此,可以通过专家咨询、师生座谈和讨论等形式,广泛征求各方面甚至包括社会、心理和人类学家的意见和建议,以免有失偏颇。

三、护理学课程改革的趋势

课程改革是教学改革的重要内容之一。任何教育改革不进入课程改革的层面,都难以取得实质性的成效。面向 21 世纪,我国护理教学改革已进入了新的发展时期,尤其是国家教育部和卫生部联合组织的《面向 21 世纪高等医学教育课程体系建设和改革》课题的广泛实施,极大地促进了医学和护理教育的发展。面向现代化、面向世界、面向未来,是时代发展对护理教育的要求。因此,研究和优化护理教育课程结构,就更为重要了。

（一）以全面素质教育为指导思想，重新构建课程体系

全面素质教育观认为：教育的任务不只是传授知识和培养能力，更应在传授知识和培养能力基础上促进学生身心发展，使人类优秀文化内化为个体良好心理品质，从整体上提高人的素质，以增强人对未来社会的适应力。因此，强调"潜在基础""综合素质""人的立体性""做人、做学问的功底"是体现现代教育价值取向的重要的教育思想观念。课程改革要按"知识、能力、素质"全面协调发展的人才培养模式重新构建课程体系。目前，护理学生的素质教育薄弱的原因除了人文知识贫乏外，还有护理学生的思想道德、医德医风、职业道德素质及服务态度等问题，这些都是当前高等护理院校全面素质教育的重点和难点。因此，必须以全面素质教育为指导思想，重新构建课程体系。

（二）课程设置改革将成为带动护理教育改革的关键环节

面向 21 世纪的护理教育改革总目标在于提高护理人才培养的质量，适应社会与卫生保健事业的需要。人才质量的提高，在于人才智能结构的优化与培养，而这又取决于整体课程的设置。为此，在今后一个相当长的时期内，护理教育的改革必然要将课程设置的改革作为关键环节，并以课程设置的改革带动整体的护理教育改革，课程设置改革将更加受到广大护理教育工作者的关注，成为今后一个时期教育改革的重点工程。

（三）课程设置的内容结构与形式结构改革交叉进行

从课程论角度出发，课程的内容结构与形式结构是反映课程内在性质的两个不同侧面。随着学科的高度综合和分化相结合，未来将产生许多新的课程，课程内容结构与形式结构交叉、渗透将更为明显。因此，护理课程设置改革时应将两者结合起来考虑而进行。

（四）课程内容改革将出现新内容的增加大于旧内容的减少

课程内容改革是一个不间断的动态过程。随着医学、护理科学的发展和人们认识水平的提高，课程内容改革将是一个必然的过程。课程内容改

革,一方面可显现在某一课程的知识内涵上,另一方面也可表现为课程门数的增减。从现在护理学课程内容所表现的形式来看,今后的改革趋势主要集中在以下几个方面。

1. 以新的医学模式为导向优化课程内容

医学模式的转变对护理学与护理教育学的发展起到极大的促进作用,生物-心理-社会医学模式的建立,使护理教育者拓宽了思路,提高了对社会、心理因素在疾病发生发展中的重要性认识。形成了增加心理学、人文社会学科,如护理伦理学、护理社会学、护理美学及护理行为学等的共识。

2. 加强学科整合,精简重复的课程内容势在必行

从学生整体知识结构出发,减少不同课程之间的内容重复,强化整体知识意识。其中包括普通基础课与学生中学课程内容重复,基础医学与临床医学课程内容重复,基础医学课程之间的内容重复,临床护理学课程之间的内容重复等。而且,减少重复教学内容,是增加新教学内容的前提和条件。

3. 以医学科学发展为依据,增加新的课程内容

我们面临的 21 世纪将进入医学快速发展的第三次高峰。医学科学的发展对护理人才的知识结构提出了新的要求,为护理教育课程注入新的活力。如全科医学的开展将预防、保健、医疗及康复融于一体,在临床护理中以预防、保健、医疗及康复护理措施服务于患者,要求增加护理健康教育、康复护理学。由于社会进入老龄化,老年人口急剧增加,要求重视老年护理学。临床医学诊疗技术的发展为护理教育提供了内窥镜、介入放射线、磁共振、放射免疫测定、激光疗法、生物疗法、血液透析疗法、冷冻疗法、器官移植等新的护理教学内容。

4. 课程形式结构的改革将出现具有中国特色的护理教育课程模式

目前,护理教育课程形式结构主要有两种模式:一种是以学科为中心的纵向课程结构,一种是以问题(器官、系统)为中心的横向课程结构。回顾护理教育改革,以学科为中心的课程形式结构模式在我国的护理教育中一直占有主导地位,至今绝大多数护理院校仍然执行这种课程模式。这种模式比较符合我国的教育思维方式,在广大师生心目中已打下了深深的烙印,是

否要改变这种模式,改变这种模式对人才培养质量的影响究竟如何,还有待进一步实践和效果评价。

课程设置改革是一个长期、不间断的连续过程,展望课程设置改革的前景,我们感到肩上的责任艰巨而光荣。

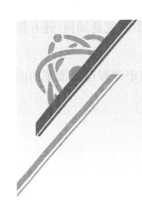

第三章
临床护理教学方法

教学方法作为教师达成教育目的之手段,是教师教学实践力的最直观表现,是教师和学生为完成教学任务所采用的工作方法和方式。它是教与学方法的统一。教师的教学方法是为学生服务的,而学生的学习也离不开教师的指导。教师必须研究教学方法,提高教学质量,使学生学到更多的知识和技能,从而实现理论与实践的同步发展。

第一节　护理教学方法

在教学过程中,教学内容的阐述、智能活动和操作技能的训练是根据一定的教学目的,按一定方式和程序顺序进行的,不同的方式及不同方式的排列与组合,就构成不同的教学方法。由于护理教学涉及自然科学、社会科学和人文科学等多学科知识的传授,使用的教学方法较丰富。

一、讲授法

讲授法,是指教师通过口头语言系统连贯地向学生传授知识的方法。由于语言是传递经验和交流思想的主要工具,故讲授法是一种最基本的教学方法,运用其他方法时,常需要配合以一定的讲授。

讲授法可分为讲述、讲解和讲演 3 种。讲述一般用于教师向学生叙述事实材料或描绘所讲的对象。讲解是教师向学生说明、解释或论证原理、概念、公式等。讲演则要求教师不仅要系统而全面地描述事实,而且要深入分析和论证事实,通过分析、论证来归纳、概括科学的结论,它比讲述、讲解所涉及的问题更深广,所需时间更长。

讲授法的作用是:教师可充分发挥主导作用,将医学、护理学等知识系统连贯地传授给学生,使学生能在较短时间内获得较多的知识信息;教师合乎逻辑的分析、论证,生动形象的描述及善于设疑、解疑都有利于发展学生的智力。同时,教师能将思想道德教育融于内容丰富且具有说服力的教授之中,将对学生产生深刻、全面的引导。

采用讲授法时,教师应注意以下几点。

(一)必须有清晰的思路

讲授的思路清晰,主要指讲授中问题提得明确、适宜,解决问题的途径、各种条件及方法等交代得清楚。这需要教师花一番功夫,反复琢磨,领会要领,用自己的语言将其表达出来,并将难点和重点一一交代清楚。

(二)正确合理地运用讲授语言

语言要清晰、准确及精练,既有严密的科学性、逻辑性,又要通俗易懂。语音的高低、强弱、语速和间隔应符合学生学习的心理变化规律。语言要生动、形象并富有感染力。善于用比喻,配合必要的教具演示,以加强语言的形象性,从而引起学生积极的学习情绪。

讲授法中除了语言作为最主要的传递工具,恰当地应用板书,对提高课堂讲授效果也产生着重要的影响。教师基本的板书应包括以下内容:授课题目,教学内容的简要提纲和重要结论,讲授中出现的名词术语、重要概念等。在板面的安排上,可将题目、简要提纲和重要结论写在黑板的左侧,而名词术语、概念及简图等说明解释性内容可排列在黑板的右侧,并根据教学内容不断更换,而左侧的板书内容应保留至授课末小结完毕后擦去。板书应字迹清楚、书写工整、有条理,字的大小及疏密以后排同学能看清楚为准。

(三)注意非语言性行为

体态、眼神等非语言性行为能支持、修饰教师的语言,更能帮助教师表达难以用语言表达的感情的态度,教师应很好地运用这一方式来增加自己语言的感染力。

(四)将教案烂熟于心

讲授法的成功与否很大程度上取决于教师对教案的熟悉程度。教师只有反复地阅读和试讲,才能很好地驾驭课堂,并不时从学生的反应中来寻求反馈,以求不断地提高授课水平。

二、示教法

护理教学的直观性决定了在护理教学中需要经常应用具有视觉刺激特点的示教法,来帮助学生理解和掌握各种护理技能,加强学生的实践技能及解决实际问题的能力。

示教法是教师借助展示实物或直观教具,以示范某种技能的操作过程或做实验等,对事实、概念、过程或程序进行形象化解释的教学方法。它是在教师亲自操作下进行的,有利于学生获得、巩固知识和发展技能及观察力等。示教法在护理教学中应用广泛,例如,护理教学中人体各器官的模型、动物标本、人体解剖、护理基础技术操作的演示等。

(一)示教法的类型

示教法的种类很多,根据使用教具的类型可分为4类:实物、标本、护理模型示教;幻灯、录像、录音和教学电影等的示教;图片、图表的示教;试验及实际操作的示教。根据教学要求,则可分为两类:单个或部分物体或现象的示教和事物发展过程的示教。随着现代教学技术的发展,示教的类型和内容在不断增加和扩大,不受时间和空间的限制,示教法在护理教学中的作用也将更突出。

（二）示教法的使用范围

示教的目的是告诉学生如何从事某项操作技能,并让学生了解某现象或事物发生的原因。前者要求学生能够准确重复教师示教的行为,后者主要是帮助学生理解某个概念、现象或原理。因此,示教法主要适用于运动技能和某些概念、原理的教学,如操作技能的示教过程包括如下几个环节。

1. 示教前

提供一个有助于学习的环境,明确示教的目的和重要性。进行技能分析,即将整个技能划分为行为细节,并按正确的顺序排列,以便学生在学习技能时记住技能的细节及顺序。评估学生的起点行为,提出具体要求。做好示教前的各种准备,包括制定课堂计划、保证最佳的视觉效果和准备好所有的材料。

2. 示教中

教师应注意,向学生陈述技能学习的目标或结果;解释技能的重要性,以刺激学生学习;以正常速度演示技能的全过程;将整个技能的分解动作按出现的先后顺序写在黑板上,列出演示过程的步骤;按正确顺序,把每一部分慢慢演示一遍;通过提问和观察非语言行为,获得反馈。

3. 示教后

在条件允许的情况下,应给予充分的时间让学生练习。练习过程中给予指导,表扬、鼓励练习效果好的学生,及时纠正不正确的操作,并注意创造一个友好的气氛,促进学生掌握技能。

随着现代教学媒体的发展,媒体示教在操作技能的教学中的运用越来越广泛,如护理技术操作录像等。教师在示教前,应先让学生观看操作的全过程,再分段示教练习,然后再让学生完整观看示教和从头到尾进行练习,直到熟练掌握为止。在媒体示教过程中,教师要适时配合讲解,指导学生练习。

（三）示教的方法及技巧

在进行操作技能的示教时,提倡把技能的具体操作顺序写在黑板上或用多媒体演示,供学生分析参考。根据示教的要求调整好教室的灯光亮度,选择好示教的具体位置,以保证每个学生都能看清每一行为细节的示教。这样做能使学生感觉舒适,将学生的注意力高度集中到示教过程中来。借助电视或录像机等设施,从不同角度展示示教过程,也能有效地帮助学生观察技能操作的全过程。

在示教开始时,教师应以正常速度将技能操作的全过程演示一遍,给学生一个整体印象。然后再放慢速度,将操作动作分解并一步一步地示教,让学生练习。在整个示教过程中,教师要注意学生的非语言反应,以获得反馈意见。在不违背技能操作基本原则的情况下,教师可将能达到同样目的的多种正确方法教给学生。

示教的最终目的是要让学生练习及掌握技能操作。应认真安排整个示教过程,做到轻松示教。在学生练习过程中,教师应提供语言指导,必要时需反复示教,以纠正学生的操作,直到正确为止。教学中应注意让每个学生都能真正掌握技能,而不是强调掌握技能的速度。

三、小组讨论法

(一)小组讨论法的含义

小组是有共同目标、相互依赖,存在共识和相互作用的社会团体。小组教学是指由一位教师和一定数量的学生组成的集体中所进行的教学。小组教学的目的在于以学生为中心,调动个人和集体两方面的积极性,达到交流思想感情的目的。学生间面对面的相互的交流,可以开阔学生的视野,扩大学生的知识面,锻炼学生的社会活动和协作能力。

讨论法,是教师或学生提出讨论的题目,然后教师组织学生全班或分组对问题进行讨论,发表看法,从而进行相互学习的方法。讨论法既可用于阶段复习,巩固原有知识,也可用于学习新知识,尤其是有探讨性、争议性的问题。由于学生在准备讨论题时无现成答案可循,必须独立思考,自学教材并阅读参考资料,用自己的语言进行归纳、分析和表达。因此,讨论法有助于师生交流思想,互相启发,共同切磋学术、技术,集思广益,利用群体的智慧与力量共同研究问题。讨论法对于增进师生间及学生间的了解,改善人际关系和发展人际交往技能,发展学生思维能力和语言表达能力有良好的作用。

　　教师作为促进者、资源提供者或小组训练者,其主要作用是促使小组自己学习或为小组学习提供信息、资源等学习用具,组织安排学生按预定的程序操作练习。一般教师让小组独立活动,但学生需要时随时能找到教师,得到指导。教师如选择参加,要注意自己参与的方式和技巧,多用商量的语气或以建议的形式提出自己的看法。

(二)小组讨论法的形式

　　常见的小组座位安排有4种形式,可根据教学的需要选用。"U"形座位有利于学生和教师间的信息沟通和传递,适合于教师引导学生进行课堂讨论;环形座位能使组员有平等的感觉,民主气氛浓,有利于调动组员的积极性;马蹄形座位由多个"马蹄"形座位组成,适用于大组再分小组的教学要求,这种座位安排可保证每个学生在教学的全过程中都能直接面对教师的指导,也能使学生就各自的问题进行独立工作;"委员会"形座位适用于人数较少的小组讨论,有利于成员间进行非语言交流,扩大了交流面。但由于围桌而坐,座位的方位不同也就容易使成员显示出不同的角色和地位。因此,有时可根据成员的作用或相互间反应的需求适当变换。桌子形状不同,其功能也不一样。一般来说,长方形桌子的两端很自然地被视为"头",坐在该位置上的人也常被视为领导。而圆桌就没有多大的地位区别。

(三)小组讨论法的类型

　　1.辅导小组

　　这是护理教学中运用最普遍的小组类型。它可以是教师与学生一对一、一对三或四的控制讨论组。一对一辅导的目的在于促进个人进步和对学生某一方面给予指导。一对三或四辅导有时对学生自由发表个人意见有限制,但也可达到同样的目的。

　　2.学术讨论组

　　主要用于学术活动。一般由一组成员宣读学术论文,然后对该论文进行讨论。教师常被指定为小组领导,也可委任小组成员担任领导。在护理学的教学中,常用的方法是先由一名学生展示护理学某一领域的论文,其他成员针对论文展开讨论,目的是提高学生对在某一方面的学术能力。

3. 控制讨论组

教师是讨论的组织领导者,讨论的论点由教师提出。其目的是进一步澄清课堂讲授中提出的观点。此方式能使教师反馈性地获得学生对课堂知识的理解程度。

4. 自由讨论组

由小组自己控制讨论,确定题目和讨论方向。教师作为观察者和资源提供者参与小组活动。在护理教学中,通过这种方式能培养学生的责任心及独立性。同时通过学生自选题目可提高小组学习的动机。

5. 议题讨论组

这种方法是以没有对错之分的问题为中心的小组教学。议题常没有一个完美结论,尚存争议。讨论的主题可以是各种开放性问题,通过讨论可以为学生公开表达及辩解自己的观点、信念及价值观提供机会。

6. 解决问题讨论组

教师向学生提出需要解决的问题,并提供一些相关资料,帮助学生找到解决问题的方法。其目的是培养、鼓励学生进行评判性思维及分析、解决问题的能力。

7. 联合学习组

适合于培养和训练已是管理者的学生。具体做法是向全班布置一个题目,将学生分组,每组从总题目中选择一个子题目进行 2 周或更多时间的学习准备,并定期与教师联系获得指导,同时汇报学习的进展情况。学习准备工作完成后,全班集中,分别由每个组报告学习情况和介绍他们的发现,最后由教师对这些发现进行分析、阐述及评价。

8. 课题组

此教学组是为开展一项实验或研究而组成的单位。其特点是学生参与课题计划和目标制定,并实施课题计划。教师精心选择与学生知识及兴趣相吻合的课题领域,并组织训练,针对学生的知识水平提出课题。课题组可由教师分配,也可由学生选择。课题选定后,教师应讲清课题组的目的,由学生独立完成课题计划的制定,教师适时配合指导。

四、角色扮演法

(一)角色扮演的含义

角色扮演是运用表演和想象情境,启发及引导学生共同探讨情感、态度、价值、人际关系及解决问题的策略的一种教学方式。角色扮演要求学生描述、表演及讨论问题。其中一些学生充当角色扮演者即表演者,其他学生充当观察者,在扮演及观看过程中产生思考及认识。

角色扮演的实质是表演者及观察者都要参与一个真实的问题情景,通过角色扮演过程所提供的实例来探索学生的情感,洞察其态度及价值观,培养其解决问题的能力及组织活动能力。

(二)角色扮演的教学过程

角色扮演能否达到预期的教学效果,主要取决于学生对相似的现实情境的感性认识、表演的质量及表演后的讨论及分析。主要的教学过程如下。

1. 提出问题阶段

此阶段的主要任务是为学生设计问题情境。问题情境必须针对一个特定问题,具有两难性,让学生在矛盾冲突中提高处理问题的能力;具有一定的戏剧性,以激发学生角色扮演的热情。设计问题的方法多种多样,如可以描述一个真实的故事,虚构一个情节,或借助电视、电影的片段等。

2. 挑选参与者

师生一起描述各种角色的特点。然后教师要求学生自愿报名扮演某一角色。教师根据需要将每个角色分派给适宜扮演的学生。

3. 场景设计

角色扮演者拟出剧情,简单设计场景,包括每个角色的行动路线及对话。教师根据需要向学生提出建议,如剧情的发生地点、需要哪些舞台布置、人物出场的顺序、有哪些主要的对话、主角的心理活动如何用行为表现出来等,使每个参与者在进入角色表演时有足够的准备。

4.培训观察者

教师要向观察者分配观察任务,以促进观察者积极参与,以便在表演结束时进行讨论分析。

5.情景表演

教师指导学生按剧本要求及事件发生的顺序扮演相应的角色,并观察角色扮演过程中扮演者与观察者之间的互动关系。

6.反馈性讨论及评价

组织角色扮演者和观察者进行讨论。讨论的最初阶段可以集中在对扮演角色的不同理解上,然后逐步深入到表演的结果及动机上。教师要帮助学生顺着角色扮演者的活动去思考,防止学生的思路纠缠于布景、动作不规范等细节问题。鼓励学生对各种角色产生的与专业相关的价值认同感,分析各种角色的价值取向,讨论所遇到的各种问题的解决方法,必要时可重演,然后再组织讨论和评价。

7.共同体验与概括

通过讨论及评价,学生能根据问题情境概括及总结角色扮演后的收获,并为以后实际生活中遇到此类问题提供很好的解决方法。

五、信息化网络教学

信息化网络教学是在现代通讯、计算机技术高速发展和学习需求日益增加的情况下发展起来的一种现代化的教学方法,如线上课堂、慕课、微课等多种形式。其基本特征是教师与学生身处不同的地方,通过现代计算机、通讯等技术与面对面交流的方式相结合,跨越距离障碍进行的教学方式。这种教学为无条件进入普通高校学习的成人或在职人员,提供了接受高等教育和继续教育的机会。由于我国护理教育发展的特殊性,远程教学将在护理人员的继续教育中发挥越来越重要的作用。

(一)远程教学的技术手段

1.声音

传声教学工具包括电话、电话会议和短波收音机等相互作用的技术手段,以及单向交流的音响手段,如录音带和收音机等。

2.图像

图像教学工具包括静止图像手段,如幻灯;成品影视音像,如电影、录像带;现实活动图像与传声会议相结合的手段,即单向或双向图像与双向音响。

3.计算机

计算机在远程教学中的用途包括:计算机辅助教学;计算机管理教学,用计算机组织教学和记录保存学习者的情况等;计算机中介教育,描述如何使用计算机促进教学,如电子邮件、传真、计算机现场会议、计算机网络的应用。

4.印刷资料

印刷资料是远程教学的基本组成部分,是其他形式讲授的基础。用于远程教学的印刷资料形式有多样,包括课本、学习指南、练习册、课程大纲和案例研究等。实现远程教学高效率的关键在于:①选择运用恰当的教学方式和技术手段;②学生之间相互交流;③教师及时进行信息反馈。其中教学技术手段的作用尤为突出。如印刷资料以教材、学习指南、阅读材料、大纲、日程安排等形式为学生提供丰富的教学基本内容;相互作用的传声或传像会议,提供声对声或面对面的相互交流。这也是邀请外来讲演者和课程专家介入教学的一种高效低耗的好办法;计算机会议或电子邮件用于发信件、返回作业及与其他学生联系,也是学生相互交流的一种方式。事先制作的录像带可用于讲课或教授视觉性内容;邮件用于收发作业、发送紧急通知和提供及时反馈等。

远程教学的教师要根据教学目标,精心选择适当的教学技术手段,以高效而又经济节约的教学方式,满足学生的学习需要。

（二）参与远程教学的人员

1.学生

满足学生的学习需求是有效远程教学的根本所在,也是检测远程教学工作结果的试金石。无论教育环境怎样,学生的基本任务是学习。但远程学习所面临的学习困难多,因为学生间接触少,课外与教师直接交流的机会也少。因此,在教学中要注意通过现代技术手段来跨越学生与教师或学生间的距离障碍。

2. 教师

远程教学是否成功主要取决于教师。在远程教学中,教师必须面对一些特殊挑战,包括:在几乎没有第一手资料和非常有限或根本没有面对面接触的情况下,了解学生的个人特点和需要;改变教学风格,以适应众多差异较大的学生;必须使用传媒技术手段,并在应用传媒技术手段时排除干扰,将精力集中于教学工作;既是课程内容的提供者,又是教学促进者。

3. 教辅人员

教辅人员是处于教师与学生之间的当地教学辅导人员,在教师和学生之间起桥梁作用,负责处理远程教学的辅助后勤工作,包括学生注册、资料复制和分发、订购教材、处理版权问题、编排设施使用日程、编制成绩表、管理技术设备等。因此,教辅人员必须了解学员的需要和理解教师的期望,而且愿意为教师和学生服务,愿意按教师的指令进行工作,安置教学设备、组织学生学习讨论、收发作业、监考等。

4. 行政管理人员

行政管理人员主要负责计划远程教学方案及教务管理。他们常与教师、技术人员和服务人员紧密合作,保证远程教学与一般教学的宗旨一致,保证技术资源的有效利用,满足远程学生的教育需求。

远程教学是一种复杂有效的教学方式,目前各护理院校也陆续开展各种形式的远程护理教育,部分网络课程资源平台也有了更多的护理在线教育资源,进一步完善了护理远程教学。

六、护理慕课

慕课即大规模开放式网络课程,是一种新兴的教育课程模式。自2008年以来,众多知名大学在各个学科相继开展慕课,在北美国家尤其突出。我国教育部在《教育信息化十年发展规划(2011—2020年)》中指出:要积极实行开放的大学信息化支撑平台建设,促进优秀课程共享。在此背景下,我国护理教育迎来新的挑战,促进护理教育课程的开放和优质资源的共享是我国护理教育领域亟待解决的问题。

（一）慕课概述

慕课于2008年由加拿大Dave Cormier和美国Bryan Alexander两位学者首先提出。慕课主要针对传统教育模式下辍学率高、学习时间长、学生社会能力差及学习渠道受限等一系列教学问题,其应用已取得良好的社会效益,提升了偏远和弱势地区的教育水平。随后,慕课在高等教育中的快速发展,冲击了我国传统的高等教育,被认为是继印刷术发明以来最大的教育革新。2013年3月,北京大学正式开展"积极推进网络开放课程建设"工作,实现了与edX和Coursera两大国际知名慕课平台的合作。在2013年秋季及2014年春季两个学期共开放15门慕课课程,并进行了相关证书的发放。2014年3月,人民卫生出版社与全国高等医药教材建设研究会合作,并携手182家高等医学院校,成立中国医学教育慕课联盟,搭载4门全新慕课课程、300多门公开课,开启了慕课在特定专业领域中的应用先河。

（二）慕课在医学教育领域中的应用

1. 慕课在国外医学教育中的应用

利用在线教育慕课平台为医学生提供临床问题解决等专业课程,改变了传统教育空间的限制,增加了参与人群,为跨校教育提供了便利,使学生获得高质量医学教育的同时,也让各高校之间在教学水平上彼此竞争,最终实现共同进步的目标。但目前慕课的发展参差不齐,研究发现在健康与医学领域中,慕课课程大多由发达国家机构提供,发展中国家提供的相关慕课仅占3%,且约94%慕课以英语语言授课。慕课作为提供医学教育的新途径,有效促进了世界医学教育的发展,但是发达国家和发展中国家对此项技术的应用还存在差异,应充分借鉴发达国家优秀的实践经验,从而带动我国医学慕课的发展。

2. 慕课在国内医学教育中的应用

考虑到医学专业课程数量繁多、实验内容庞杂的特点,2012年成都医学院利用慕课深化医学实验教学改革,依据"开放共享、技术先进、管理规范"的思路统一建设教学平台,将分散的各实验室虚拟仿真实验教学软件整合于平台,建立人体解剖学、医学形态学、医学机能学 3 个慕课教学实验平台,在一定程度上解决了医学教学资源集约化的问题,并强调每门课程都要走出课堂,接受社会的评论来提高教师教学水平和医学慕课课程质量。2013 年,我国清华大学加入 edX 联盟并发布了中文"学堂在线"慕课平台,进一步推动了慕课在我国医学教育中的发展。慕课为完全开放性教学,能最大化满足学习者个性化的学习需求,满足医学生教育的可持续发展。因此,慕课的应用对不同的教育阶段做了紧密衔接,形成连续统一的医学教育过程,为学习者完成"终身教育"提供了可能,与在校医学教育有机融合,同时兼顾毕业后和基层卫生人员培训相关的医学教育,进一步推进了慕课在我国医学教育领域中的发展。慕课作为一种新型的在线课程模式,与中国背景下传统繁重的医学教学任务相契合,促进了我国高等院校教育方式的改革,推动了医学教育的发展。

(三)慕课在护理教育领域中的应用

1. 在国外护理教育中的应用

国外护理教育者基于慕课为学习者提供了良好的学习环境,积极引入慕课进行护理教育教学改革,顺应了护理专业特色的发展。德雷克塞尔大学最先将慕课应用于护理和其他健康相关专业领域,并根据专业特点,针对性开设《可持续健康饮食》慕课课程,发现相比其他健康相关专业,护理相关的慕课课程得到护生更为广泛的认可。为进一步规范慕课在护理教学中的应用,McCartney 提出,护理慕课课程应至少 8 周,须根据护理专业特点以短视频、演示等方式进行理论和临床实验授课,借助慕课平台发布来实现优秀护理慕课课程的开放性与共享性。Sitzman 等为探索慕课在国际护理领域中的应用影响,根据护生的人口统计学特征及满意度,设计开展《关怀科学,正念实践》护理慕课课程,取得较好效果,并认为护理慕课是一种新的与国际社会分享护理知识的教学模式。

在护理继续教育上,慕课课程的开展同样取得良好的效果。在英国,随着国家卫生研究所改进项目的推进,英国国家卫生研究所投资并与多个护理院合作,开发了一个供全国使用的、经济高效的、易于访问的护理员工慕课教育培训平台,为 20 多万护理人员提供服务。该平台为护理人员提供个性化的视频、音频和文档等课程材料以呈现护理场景,及时评估学习者的学习情况以及课程进度,并为顺利结课者颁发证书,使护理人员能够在家里或在工作场所获取相关技能知识,成为护理人员继续教育的高效率学习方法。Sarabia-Cobo 等对参加临床安全性继续教育护生的满意度及其学习知识掌握情况进行回顾性和观察性研究,发现护理慕课实施效果优于其他慕课课程,55% 的护理学生对此表示满意。Goldschmidt 等为临床注册护士开设了微慕课课程,搭建护理课程技术平台,为护士提供在线图书资源,使注册护士转变了学习方式,可以自主分配学习和工作时间,顺利取得护理学学士学位,同时减轻了工作、家庭和经济负担。另外,慕课在临床护理专科培训教学中也得到应用和探索,为助产士提供了多样化的学习方式,实现了该专业持续发展。

2. 在国内护理教育中的应用

国内学者借鉴国外慕课在护理教育中的先进经验,不断探索慕课在我国护理教育中的应用。田志娟等提出"慕课+翻转课堂"的教学模式,是护理教学创新的大胆设想。廖锦治等为初步检验慕课的应用效果,以《儿童护理》课程为例,从满意度、学习主动性、护生互动与协作、师生互动与协作、所学内容印象、后续课程帮助、能力培养 7 个方面比较慕课教学与传统教学的实施效果,结果显示慕课教学护生满意度为 90%,比传统教学提高 9.1%,其他 6 个方面也显著优于传统教学。王冰寒等在探讨护理慕课的应用时提出慕课模式能够有效提高教师的教学能力、护生的理论成绩及其他水平,对提高临床护理教学质量具有积极意义。周红蔚等将慕课与传统的授课方式相比发现,95% 的护生认为慕课教学对自己学习和能力的提升有帮助。我国首门真正意义上的护理类慕课是上海交通大学依托"好大学在线"慕课平台设计并开发的《常见慢性病的健康管理》课程,其规范地制定了课程的教学目标及评估方案,并在多所院校作为选修推广,这一举措具有里程碑式的意义。

(四)护理慕课尚存的问题

慕课在护理教育中的应用日益广泛,其规模大、开放性强、参与人员广泛及其网络化和个性化的特征与我国教育现状相契合,促进了我国护理教育的改革,使护理开放性教育和终身教育的实现成为可能。但慕课作为一种新的教学模式,在我国护理领域应用存在以下问题。

1.课程内容有待完善

目前我国护理教学仍以传统的教学模式为主,所推出的护理慕课课程内容单一。应以临床实践能力培养为主线,合理调整理论与实践学时比例和课程设置,应用慕课增加教学内容,弥补课堂实践教学的缺陷,提供多样化的学习资源,保证高度共享。丰富课程内容,提高课程质量、培养专科人才和提升教师队伍相关的专业技能,充分发挥慕课的作用仍是目前面临的主要问题。要加强教育资源建设的交互性与开放性。因此,要根据现代护理学习者的特点设计护理慕课课程,发挥慕课教学模式的优点,在应用反馈后完善课程内容,从护理慕课中得出教学艺术、教学科学及新的教学组织。

2.课程评价体系不健全

传统护理教学采用小班级、精英培养的教学模式,评价客观,而慕课课程为大规模网络在线课程,参与者来源广泛,参与率高,但完成效率低,退出率高,课程评价体系不健全。面对慕课教学模式所存在的证据不足,缺乏教育规范与相关支持,特别是对初学者学习不切实际的期望等问题,应引起我们的关注和思考。慕课在我国护理教育中的发展和建设还处于起步阶段,需授课者和学习者共同努力,集思广益,健全护理慕课课程评价体系。

3.课程数量不足

国外,医学教育领域慕课的应用日益广泛,尤其是发达国家,已覆盖大多医学院校。护理慕课课程数量也在逐步增加,平台逐步完善,护生对护理教育领域中开设的慕课课程表现出较高的兴趣及满意度。但目前在护理教育中,真正将慕课应用在护理教学改革者相对较少。我国慕课研究进展较慢,应采用将优质慕课资源与高校实体课堂有机融合的混合式教学模式,实现追求个性化教育与提升教学质量的协同发展。利用慕课这一教学模式,增设护理慕课课程数量,共享优秀资源,立足长远,坚持可持续发展,才能促进我国护理教育改革。

4.课程推广有限

研究发现,护理高校教师对慕课的整体认知水平较低,应提高护理高校教师对在线互动开放课程的认知,促进新兴教学与传统教学更好地结合。

调查学习者的研究发现,对护理慕课课程认识不足、缺乏了解是影响慕课推广的重要因素,应以学生为中心,设计一系列高质量、内容丰富的护理慕课课程,吸引学习者积极参与进来。要深化高等教育教学改革,主动适应学习者个性化发展和多样化终身学习需求;应借鉴国外先进经验,立足国情建设在线开放课程和公共服务平台,推动信息技术与教育教学深度融合,建立在线开放课程和平台可持续发展的长效机制,将护理慕课课程对外推广应用。

慕课课程在教学实践中的成功应用,为学生提供了优质的学习资源与持续多样的学习支持服务,多元化的学习互动及反馈,为慕课在护理教育中的应用提供了依据。护理慕课建设要增加护理慕课课程的学时比重,注重课程线上和线下的结合;增设课程数量,拓展其在护理核心专业课和相关护理选修课中的应用,实现课程跨校共享;健全课程评价体系,保证在线成绩效力和相关证书认可度;在国内慕课平台上积极推广优秀护理课程,真正推动慕课在国内护理教育界的发展。

第二节 临床护理教学的特点与原则

一、临床护理教学具有的特点

(一)教学组织的机动性

临床教学中护理服务对象是教学的素材之一,由于护理服务对象进入教学环境是随机的,其病情变化较快,难以控制,有时甚至找不到合适的教学素材,教学组织准备起来相对困难。因此,在教学中要根据临床的实际特点做好"四备",即备内容、备方法、备对象和备教具。尽量做到目的明确,方法正确,重点突出,思路清晰。安排和组织教学活动时,应考虑服务对象情况多变的特点,注意安排若干临时调整或备用对象。

(二)教学方法的多样性

临床教学很少采用讲授的方法,更多采用理论与实践结合的方法,或进行现场处理问题的演示教学。目前,临床护理教学除应用传统的教学方法外,还应用其他的教学方法,如经验教学法、带教制、临床护理教学查房、专题研讨会等。在临床教学中,一般根据具体情况,综合运用多种方法进行教学。

(三)教学环境的复杂性

临床教学环境除涉及师生双方外,还涉及其他临床工作人员,如护理人员、医生、其他专业技术人员等,同时还受到临床场所的自然环境影响。临床教师进行教学时,必须考虑到临床教学环境中各种因素的影响。

(四)师生关系的密切性

临床教学中,师生接触时间长,共同讨论护理过程中遇到的各种问题,使师生互相有了更加深入的了解,有利于建立良好的师生关系。教师更能根据学生的需要及实际进行教学,学生也能随时根据教师的要求及临床实际调整自己的学习。

(五)教学评价的实效性

临床护理教学的评价除对学生在某个临床场所进行终末评价外,还要涉及应用过程性的评价方法,随时评价学生在整个实习过程中的表现、处理问题的能力和为护理对象提供护理的能力等。

二、临床护理教学遵循的原则

(一)道德行为导向性原则

临床教学中患者既是学生学习的对象,又是护理服务对象。因此在教学活动中,教师要以身作则,将技术培养和专业道德教育结合起来,培养学生严谨求实的科学态度、良好的护理道德。强调学生在为患者服务的过程中,锻炼扎实的基本功,在实践中培养学生的责任感,使学生成为德才兼备的护理人才。

(二)理论与实践相结合的原则

临床见习是学生从纯粹的理论学习向临床实践过渡的一项重要措施,要求在时间上、内容上应与理论课的教学紧密结合。而生产实习是学生将理论应用于实际,巩固理论知识,增强独立工作能力的重要教学环节。生产实习以临床实践为主要形式,是实践—认识—再实践—再认识的具体体现。

(三)教学形式直观性原则

临床教学特殊的学习环境和气氛,使教学形式具有多样性、具体性和生动性等特点。通过临床教学,学生获得了广泛的临床及社会实践经验,充分提高了他们的学习兴趣和积极性,有利于启发学生的创造力和科研能力。因此,教师在教学过程中,要注意结合临床的具体特点,采取丰富多样的直观教学方式和手段,让学生获得真实的临床体验。

(四)教学过程的综合性原则

随着现代护理学知识体系的日益完善,护理学的科学性和独立性也逐渐明显,护理教学基本形成了以基础课程、技术操作课程、临床护理课程、保健、管理等课程为主要内容的学科框架。因此,在临床护理教学过程中,要综合运用,联系学科结构的内容进行教学。

第三节　护理教学媒体

一、教学媒体概述

教学媒体又称教学手段,是师生在教学过程中互相传递信息的工具、媒体或设备。教学媒体是教学过程中不可缺少的基本要素之一,特别是随着现代电子技术的发展和学习需求的日益增长,教学媒体在传播知识信息方面的优势越来越突出。通过教学媒体,不仅可以实现形象生动、快捷、方便的教学,还可使学习者不必进校园,在家里或办公室里就可以完成学习任务,获得预期的学习结果。

媒体是指信息传播过程中,从信息源到接收者之间携带和传递信息的载体和物质工具。当今媒体已成为各种通信工具、宣传工具、教育工具的总称,其形式有书本、图片、模型、电影、电视、录音、录像、计算机和各种软件等。

以传递教育信息为最终目的的媒体称为教学媒体。例如,专门用于教学,具有明确的教学目的、教学内容、教学对象的教学录音带、录像片、光盘就是教学媒体。在信息高度发展的今天,教师和书本不再是知识的唯一来源和载体,在有众多教学媒体的环境里,学生可设计自己的学习计划进行自主学习,教师和学生的关系也发生了很大的变化,现代教学媒体在教学中发挥着越来越重要的作用。

教学媒体种类繁多,根据是否运用现代科技成果分为传统教学媒体和现代教学媒体。传统教学媒体主要有教科书、黑板、粉笔、实物标本模型、报刊、图书资料、图表、照片和挂图等。现代教学媒体可根据其作用的感官分为视觉媒体、听觉媒体、视听媒体、综合媒体。视觉媒体有幻灯、投影等,听觉媒体有广播、录音、CD 等,视听媒体有电影、电视、录像、激光视盘(VCD、DVD)等,综合媒体有多媒体教室、语言实验室、计算机多媒体系统等,与传统教学媒体相比,现代教学媒体具有更好地记录、传递、存储、再现教学信息的功能。

二、教学媒体的特点

1. 形象性

现代教学媒体不仅能传达语言、文字和静止图像,还能传送活动的图像,增强了信息的表达能力和教学的直观性,将教学内容具体形象地传达到学生的感官,以有效激发学生的学习兴趣,提高了教学质量和效率。

2. 再现性

现在教学媒体再现的"事物"源于"事物"又高于"事物",其表现力极其丰富。在教学中可根据实际需要,变换表现事物的虚实、快慢、大小、远近等,使教学内容不受时空限制,再现于课堂,如生物细胞和物体的显微结构、病理体征等。而且再现的现象清晰、重点突出、可见度大,引导师生在"教与学"的内容上向更广、更深的领域探索。

3. 先进性

现代教学媒体的设备功能齐全,能满足教学的各种需要,尤其是幻灯机、录音机、电视机、录像机等日益小型化、自动化、遥控化,极大地方便了教学。随着高新技术的发展,教学媒体正在向综合化、现代化发展,多媒体计算机技术的推广运用就是这种技术发展的结果。

4. 高效性

现代教学媒体的高效性主要表现在教育信息的高效率传输,学生接收信息的效率高,知识记忆效果好,这些也是现代教学媒体的优势所在。

5. 普遍适用性

现代教学媒体适用于各年龄层的多种教育类型,包括幼儿教育、普通教育、高等教育、成人教育、特殊教育、继续教育等。

三、护理教学媒体

（一）标本、挂图和模型

多数设有护理专业的医学院校都有能力为满足教学需要制作标本、挂图和模型。护理专业教学中所使用的挂图、图表和图谱，一般由医学美术教研室、绘图室专门绘制，部分也可外购配制。教学挂图要求制作规范，色彩鲜明，工艺精巧，形象逼真；图表的设计要目的明确，重点突出，尽可能体现知识的内在联系，做到条理清楚；图表绘制应文字工整、清晰；图表内容应严谨，具有高度科学性，凡不适于用图表表示的内容，不可滥用。各教研室应存有能满足教学需要的各式成套挂图，应编目存栏，随时可用。破旧过时的挂图应及时更换补充，临时特殊需要，可提出计划予以绘制。

实物标本一般由学科教研室技术员或教师制作，根据教学需要做成的实物标本。除供教学使用外，一般形态学科教研室还有成套的标本展示在标本陈列室或是教学区走廊两侧玻璃橱窗内，还有的把显微镜固定在教学区内，调好光源，将典型切片置于镜下，供学生随时观察。护理实验室中的床单位、护理器械及抢救仪器等，也是实物，供教师授课、学生参观及完成操作练习时使用。

模型是实物的模拟品。具有仿真、放大、立体、可拆卸及反复使用的特点。因此可以使讲授的内容直观、形象和生动，常常能够较好地满足教学的需要，故在护理专业多门课程的教学中被运用。如人体骨骼、器官、组织构造模型及供各科护理操作使用的护理多功能人、人体心复苏训练模型等。

（二）幻灯片

幻灯机是一种由光源和光学镜头等组合成的放映装置。目前在护理教学中普遍采用的是多功能自动式幻灯机或电脑 PPT。其优点为：操作简单，教师可自行操纵，使用方便；教师可根据教学需要，自行制作或请专业人员制作幻灯片，丰富教学内容，提高教学效果；教师可以根据教学内容安排，事先按使用的先后顺序排列好幻灯片，打开幻灯机，逐一放映。

幻灯片的护理教学功能有:可以代替挂图、图表或表格,方便讲解,易于携带、保存;加强课程中重点难点问题的教学;将重点难点进行分解,利用画面的变化及对比,指导学生认真观察逐一解决。例如讲解心律失常的心电图特点是内科护理学中的难点,利用心电图制成幻灯片,引导学生逐一观察分析,可取得良好的教学效果;可以帮助教师充分利用丰富的临床病历资料、实物照片等讲授知识。教师可随时将遇到的典型或少见的病例体征和难以表述形容的实物制成幻灯片,有机地穿插到所讲课程内容中,便于学生对教学内容的认识及理解。

使用幻灯片教学应事先排列幻灯片次序并进行检查,切勿出现前后颠倒等差错,影响课堂教学。室内太亮会影响画面清晰度,所以放映幻灯片常需要遮光帘,并尽量集中放映,以避免开关帘带来的麻烦及精力分散。

(三)投影仪

投影仪又称书写仪,可供教师用投影薄膜直接书写文字、图表或实物反射投影。它的基本原理与幻灯机相似,但比幻灯机具有更多的用途和使用灵活简便等优点。投影仪可代替黑板,教师边讲边写,用彩笔指出重点等,讲授时可不必因板书而背向学生。还可以事先写好或用计算机打印好文字、图表印在投影薄膜上,上课时接放出,可节省写板书的时间。特别是可以制作多层次复合投影胶片随时叠加,还可以平面旋转,用以表现事物运动的发展过程。教师还可利用投影仪事先将学生作业抄写在胶片上边批改、边讲解,便于学生比较、反馈、归纳总结。

使用投影仪教学应注意以下问题:字不宜太小,以坐在最后排的学生看清楚为限;字数不宜过多,投影片内容一般是板书标题所含的内容概括式提纲,应做到一片一个主题;教学速度不宜过快,否则不利于学生同步思考,在需要记录投影内容时,教师应留给学生足够的记录时间;为减轻学生视觉疲劳和注意力分散,不用时应及时关闭;投影屏幕应与黑板相近,并避免阳光直接照射在上面。

(四)录音

它的特点是可以录音重放,录音资料便于复制,教师也可根据教学需要自行制作剪辑。录好的资源,可长期保存,不需要时,可随时删除。其主要作用是为教学提供必要的听觉材料。在外语教学中利用语言媒体可为学生提供标准发音,规范朗读;在护理教学中可利用录音播放心脏杂音、肺部呼吸音等,供学生感知辨别这些声音特点,提高病情观察能力。

录音教材播放前,教师应结合所录内容向学生提出问题,让学生带着问题去听、想。播放教材后,教师应充分利用录音媒体提供的教学信息,指导学生进行练习。最后,教师还应概括总结录音教学的内容要点,以巩固教学效果。

(五)电视、录像

电视适用于课堂教学,教师在控制室讲课,用摄像机拍摄后,输送到各教室投影机上,使学生在教室里看投影听课。经过摄像机把形象和声音录下来,然后再输送到显示器上。电视、录像是一种综合性教学媒体,既能表现图像、文字、图表及符号等视觉信息,又能同时表现言语、音乐和其他音响等听觉信息。它们又是一种形象化的教学媒体,能真实地再现客观事物。录像带可以保存重放,不用时可以抹去重新录像。对于一些疾病发生发展过程、各种诊疗操作、发病机理,都可拍摄下来,配合必要解说,进行保存,以备教学使用。在护理教学中用录像片记录再现各种护理技术操作过程、方法、步骤,比学生在示教室中观察操作要点、具体方法更清楚,同时电视、录像可以缩短操作演示的过程,节省了教学时间,录像资料可重复使用,节省大量操作材料,并可帮助学生复习、巩固操作技术。

(六)电子计算机

计算机在教学中应用有两种形式:一是计算机管理教学,是利用计算机收集、储存和管理与教学有关的各种信息,可以帮助教师进行某些教学管理工作;另一种是计算机辅助教学,是以计算机为主要教学媒介所进行的教学活动,即利用计算机帮助教师进行教学活动。在此活动中,教师、计算机和学生三方面构成一种人机对话形式的自动教学系统。其中,教师的任务是设计教学软件,又称为课件。学生则通过在计算机上运行课件并展开学习,计算机及其课件是在教师和学生之间传递教学内容的媒体。

(七)多媒体

多媒体计算机技术的含义和范围极其广泛,是指计算机综合处理多种媒体信息——文体、图形、图像、动画、音颜、视频等,使多种信息建立逻辑连接,集成一个系统并具有交互性。多媒体辅助教学系统的效果是非常明显的,与计算机辅助教学相比,具有:教学形式、表现手法更形象、直观、生动活泼;更重视学生主动性、参与性,技术上加强了模拟性;人机对话更智能化等特点,而目前借助多媒体发展迅猛的网络慕课也是护理教育的一个大趋势。因此,多媒体技术的出现已经给人类和我们的教育带来极其深刻的影响。

四、教学媒体的选择与应用

(一)没有一种人人适用、处处适用的"全能媒体"

每一种媒体都有各自的长处,对某种特定的教学和学习有效。同样,每一种媒体又有各自的局限性,不利于某种特定的教学和学习。只是在某一特定的教学情境中,一种媒体会比另一种媒体更有效。

(二)新的媒体的出现不会完全取代旧媒体

有的传统媒体在今天的教育中仍发挥着主导作用。各种媒体有各自的特点和功能,在教学中它们是相互补充、取长补短的关系,而不是互相完全取代的关系。

(三)每一种媒体都有其发挥功能的一套固定法则

媒体在教学中,只有被正确地应用,才能发挥其应有的作用。电教媒体能否在教学中发挥作用,关键取决于应用的方式是否正确,并不是说,在教学中使用了电教媒体,就一定能改进和提高教学质量。

五、选择教学媒体的原则

(一)依据媒体的教学功能进行选择

由于媒体的特性不同,在教学中所表现出的功能有所不同。正确应用相应的教学媒体,就能充分发挥其最佳的信息传递效果。

(二)根据教学目标进行选择

媒体的选择要有利于教学目标的实现。对同一教学目标,各种媒体对它的作用是不同的,这就要求在完成某个教学目标时,应选择最能促进该目标实现的那种媒体。

(三)选择媒体时要考虑其成本

选择教学媒体时不仅要考虑教学功效,还要考虑其成本。考虑本单位的经济条件,不应片面追求高档化的电教设备。

第四节 临床护理教学形式

临床护理教学强调的是理论与实践相结合,注重理论课的实用性。在教学过程中,一般根据学生的层次和学习目标不同,选择不同的教学形式。目前,临床护理教学的形式主要是临床见习和临床实习两种类型。

一、临床见习

护理临床见习是在临床专业课的课堂讲授期间,为了使学生获得课堂理论与实践相结合的完整知识而进行临床实践验证的一种教学形式。此种方式能够使学生对学习到的理论知识更加深刻、直观及系统。学生通过在临床接触真实的病例或护理服务对象,亲自评估和收集资料,然后结合临床的治疗和护理,得出结论,加深和巩固课堂理论知识。同时可以使学生独立分析和解决问题的能力得到锻炼提高,为毕业实习奠定了良好的基础。

(一)见习的分类

依据见习的时间安排和目的不同,可以分为课前见习、课间见习和集中轮转见习 3 种形式。

1. 课前见习

在讲授临床理论课之前,组织学生去临床场所见习一段时间的教学组织形式,主要是参观性质的教学安排形式。一般由教师和有关临床人员按照教学目的组织学生参观特殊病例表现和仪器设备,为学生临床理论课的学习积累感性认识,激发他们的学习兴趣,同时也为课堂授课和临床实习创造条件。

2. 课间见习

课间见习是目前临床课教学过程中最常采用的教学组织形式。课间见习与课堂授课联系密切,基本同步进行,或者将一些课堂内容安排在见习过程中完成。为了满足教学的需要,避免多次使用同一护理服务对象,要求临床见习场所加强对临床教学时间的安排。

3. 集中轮转见习

集中轮转见习是在一个或几个临床理论课课堂授课结束后,组织学生在相应的临床场所对各个领域的内容进行集中见习。这种方法可以不受见习场所内特定项目的限制,充分利用临床场所,缓解护理服务对象的负担。同时集中轮转见习也方便临床场所的安排,增加学生、护理服务对象与临床带教的满意度。但是这种方法理论课与实践课的联系不够紧密,有可能导致学生在开始某个内容的见习时,对理论课已经有所遗忘,必须重新复习才能接触护理服务对象。

(二)见习的步骤

1. 见习前准备

准备内容包括见习的组织工作和见习护理对象的选择。

(1)见习的组织工作:临床理论课的见习,应该由见习场所根据学校教学进度的安排,统一规划布置,由各个专业教学组或负责人进行有关学科的教学组织实施。各教学组有专人统筹安排临床见习的计划、组织、分工和督促检查等。在学生进入临床见习前,学院教学管理部门、临床场所教学管理人员、临床教师和学生要互相沟通,向学生介绍见习场所的规章制度,同时进行医德医风的学习,说明见习的计划、目的、方法和注意事项等,特别应强调学生的爱伤观念。在对学生准备的同时,应取得护理服务对象的支持和配合。

(2)见习护理对象的选择:教师应该在见习前组织选择与教学目标和内容一致的见习护理对象。见习护理对象的选择应与见习学生的数目和见习时间的长短相匹配。对于护理操作的安排,一般以2~4人组成一个小组,若是在医院进行床边见习,一般见习人数不要超过8人。选择的见习对象要能够给学生留下深刻专业教学直观印象。学生在临床场所进行见习的任何项目均要有教师的指导和监督,教师应熟悉本学科见习的教学大纲和进度,明确教学目标、内容和方法,认真完成教学计划,达到教学目标。

2. 见习的实施

护理院校学生的见习主要是以学习相关知识为主,学生在教师指导下,对护理服务对象进行评估、查体和健康教育。学习临床护理工作的方法和具体操作技能,教师要有计划地安排一些示教和实践机会,见习的实施通常有以下几种形式。

(1)床旁教学:又可分为床旁示教和床旁指导。床旁示教主要是教师结合临床具体实例进行讲解,对查体操作或某些护理操作技术进行现场示教。主要用于见习初期或课间见习。有些情况下,患者的身体状况可能不允许每个学生都进行操作训练或检查,如患者妊娠高血压综合征的孕妇,应采取这种示教的方式。在进行床旁教学的过程中,教师可以根据具体情况进行提问或答疑,强化学生的理论知识。

床旁指导则是由学生在临床进行实践操作,教师进行床旁观察、指导和评价。学生也可以主动提出问题,教师进行现场讲课或进行辅导性小讲课。但是教师一定要注意在床旁指导时保护服务对象及学生,避免指导的内容伤害患者或学生的自尊心。

(2)临床讨论:指在见习期间,教师依据临床一些特定的教学内容或问题,有计划地组织讨论会,对某个方面的问题进行深入讨论,帮助学生的学习。讨论内容可以由教师选择,也可由学生提出。对于讨论内容少、时间较短的讨论会,有时也可以安排在床旁进行,但是要注意保护性的医疗制度。一般要求讨论会应安排在临床示教室。在讨论过程中,教师要注意协调各方面的人员,控制会议进程,完成教学计划。教师最好以对照分析的方式展开讨论,以增加学生的印象,加深认识,提高观察分析能力。

(3)临床实践:临床实践是在教师的指导下,综合运用所学专业知识,全面评估和观察护理服务对象的情况,加深对专业知识的理解和提高综合运用能力。基本内容包括:对护理服务对象身心的评估、书写护理病例、进行健康教育等。在进行这一见习活动时,一般每位临床教师负责2~3名学生,每个学生均有机会参与临床实践,但是临床教师一定不要让学生单独行动。一般在集中轮转见习时多采取此种形式。

(4)临床护理查房:是为了提高学生的认识能力而采取的一种以查房的形式加深学生对某个问题的认识的一种教学方法。实质上也是一种以会议的方式组织的教学形式,但内容比较充实。如为了学生学习的目的而设计的临床护理查房,是由多位有临床经验的临床教师组织,在查房过程中,学生可以记录查房的过程和解决的主要问题,以指导今后的工作实践。

二、临床实习

临床实习是护理院校在教学过程中,以临床实践为主对学生的基本理论、基本知识和基本技能进行综合训练的重要环节,是以培养学生的独立工作能力为主要目的的综合培养和全面实践训练,是一种将理论知识转化为实际工作能力的教学方法。生产实习是完成教学计划和培养目标的最后阶段,是整个专业教学计划的重要组成部分。临床实习可以为学生以后从事专业工作打下良好的基础。

(一)实习内容

护理专业的临床实习主要是让学生掌握临床上常用的护理操作技术,巩固和发展本专业的理论知识,进一步加深对理论知识的理解和运用,逐步提高学生综合分析和解决问题的能力。结合临床实习,学生学会护理参考文献的查阅和运用,了解本专业的新进展,不断扩展专业知识领域。在实习的同时,加强对学生医德医风的宣传教育,培养学生的爱伤观念,并且学会基本的临床场所管理知识。

(二)实习准备

1.制订实习计划和大纲

在学生进入临床实习前,学院教师和临床教师一起制订实习计划和实习大纲。实习计划一般包括目的要求、起止日期、实习地点、实习科目、轮转安排、实习形式和方法、实习的考核和鉴定等。实习大纲一般包括实习总要求、实习时间分配、实习内容和要求、实习形式和方法、考勤记录办法等。制订的完整教学计划和大纲要发放到实习场所和每位学生的手中。

2.组织实习

实习的组织工作是整个实习计划落实和实习目标是否能完成的关键环节。护理学生的实习工作应该由负责实习的实习办直接领导和组织,联络和协调学校与实习场所的关系。实习场所也由负责实习的科长或领导亲自带头,成立以护理部教学负责人为首的,由各部门负责教学的教师参加的实习领导小组,具体督促和检查教学大纲的落实情况。对于各个具体的实习场所,应该有专门的带教教师对教学做出具体的安排,指导实习过程和负责学生完成实习任务。一般一位教师带 1~2 名学生最好,并且对于同一个学生的带教任务,最好不要中途更换临床教师。学生在进入临床实习前,班主任要组织班级做一个实习思想动员。在进入实习场所后,实习部门要加强对实习学生的组织领导。院校教学管理部门和实习部门要注意保持联系,及时了解学生实习情况,并且协商解决问题。

(三)实习方式

根据学生具体的实习科目和内容,可以采取不同的实习安排方式。

1.直接管理护理服务对象

即在临床教师指导下,实习学生以一名准护士的身份参与管理护理服务对象。但是教师要根据实习场所的具体情况,安排教学内容,以利于完成教学大纲为依据。要指导学生掌握对患者的护理评估方法和护理措施,掌握实习大纲规定的教学内容,在患者护理过程中学习,并写好护理病历及其他一些护理文件。护理病历的书写要求达到内容完整、准确、重点突出、条理清楚,护理诊断和目标书写正确,护理措施选择得当,分析合理,并且得到很好的落实。在直接管理护理服务对象的过程中,锻炼学生的护理技术操作能力。对于规定实习学生完成的技术操作,实习场所应该尽量满足实习要求。同时应该强调,实习学生在实习期间就要养成爱护护理服务对象的严谨作风。在实习期间得到正规、严格的训练,将对提升学生业务素质和职业素质的发展发挥重要作用。

2. 教学查房

教学查房是临床教学的重要的活动之一。用于床旁教学的对象主要是临床教师和实习学生所负责的护理服务对象。从教学角度看,查房是具有师生双边活动性质的教学形式。查房前,实习学生应把各项资料准备齐全,接受教师的检查和指导。鼓励学生发表意见,使师生都积极地参与临床教学过程。

3. 临床讲座

临床讲座有两种形式:一是根据教学大纲和实习需要而列出的课题;二是护理学科的新进展。课题一般是横向联系较广的综合性题目,实习学生通过理论与实践的结合,能更好理解其中的知识和联系。新进展是要求实习学生了解的内容,如学术新观点、新技术、新理论和文献综述等。同时,要根据专业发展安排具体讲座内容,鼓励学生参加实习场所举办的学术活动,开拓学生的视野,拓宽知识面。

(四)实习注意事项

1. 处理好热情关怀与严格管理的关系

实习场所要主动关怀实习学生的生活、思想和学习,组织临床教师与实习学生沟通交流,使学生在心理上迅速适应临床实习环境。但在整个实习期间,要有严格的行政管理制度,以保证实习任务的顺利完成,促进学生健康成长和全面发展。

2. 正确处理学习与服务的关系

要使实习学生明确认识服务中学习与服务的统一性。教育学生只有虚心请教,多为护理服务对象提供健康照顾和指导,才能有助于自身的提高。

3. 教师要以身作则,保证教学质量

在整个临床实习过程中,临床教师要始终坚持严于律己,注意加强个人修养,成为学生学习的楷模,增进学生对专业的认识。实习单位在不影响正常工作的前提下,根据情况尽量按照实习大纲的要求,安排学生的实习进度和内容。同时,各实习带教单位要加强实习过程中的阶段检查,及时发现问题并给予弥补,避免造成严重影响教学质量的局面。

4. 指导学生端正学习态度,克服学习中的片面性

护理实习学生在实习过程中经常会出现注重静脉输液,喜欢参加医疗查房和参观一些高新技术的操作或讲解等,而忽视一些生活护理的操作过程训练。他们愿意听别人讲课,不愿自学,重视业务理论知识,有时甚至将实习时间过多地花费在复习理论考题、学习外语、创造条件考研究生等,而不能达到真正的实习目标。所以,作为临床教师,要引导学生正确认识和处理实习过程中的偏差,尽量在实践中获得全面的知识,为今后专业的定向发展打下良好基础。

5. 遵循循序渐进和因材施教的原则

从实习的整体情况观察,整个实习过程是实习学生对于临床护理教学环境和实习业务由陌生到熟悉的过程,临床教师也应随学生改变逐渐调整带教方法,初期多指导,中期适当放手,后期逐渐培养学生独立分析和处理问题的能力和意识。从学生对某个专业方向的实习观察,也应采取循序渐进的方法,根据实习学生的实际能力,适当调整实习内容和难度。

第五节　临床护理教育评价

一、护理教育评价的类型

教育评价的具体类型很多,从不同的角度和标准可以划分出不同的评价种类,在具体的运用过程中,不同类型的评价有其不同的特点、内容和用途。护理教育的评价一般分为以下几种类型。

(一)按照评价的来源划分

1. 自我评价和他人评价

自我评价是指评价者对自己所作的评价。如教师对教学工作的自我检查、个人总结,部门或学校领导班子对本部门或学校工作的总结等均属于自我评价。自我评价比较容易进行,能增强人们的评价能力,提高人们的自觉行为,从而达到自我完善的目的。

他人评价是自我评价之外的评价,如上级部门对学校的评价、学校领导对教师的评价、教师对学生的评价等均属他人评价。两种评价各自有其独特的功能及局限性,自我评价不如他人评价客观,但对内隐方面的内容他人评价不易进行。因此,应将自我评价与他人评价有机地结合起来,以提高评价的有效性。

2. 定性评价与定量评价

定性评价是对教育客观事物的性质进行分析来说明教育问题。

定量评价是对教育客观事物的量化评价及分析。如对教师教学质量的定量评价,就是针对教师的教学要求,设计一系列的指标及权重,制定各项指标的评价标准,通过一定的程序进行听课、评课等,并根据相应的算式计算某种综合指标值,从数量方面综合评价教师的教学工作。

定量评价是定性评价的基础,定性评价则是定量评价的出发点和结果。

定性评价和定量评价不可互相取代,而是互相补充。在教育评价中将定性与定量评价有机统一结合使用,将会提高评价的科学性及可靠性。

(二)按照评价的标准划分

1.常模参照性评价

常模参照性评价是以个体的成绩与同一团体的平均成绩或常模相互比较,从而确定其成绩等级的评价方法。常模是一个团体的平均测验成绩。

常模评价一般以常模为参照点,评价个体在团体内的位置及名次,即个体的相对成绩。如在评价学生学业时,通常以某团体考生在某门课程考核时的平均成绩及其上下一定范围作为该团体该课程的常模。常模参照性评价的优点是具有甄选性质,可作为分类及选材的依据,缺点是这种评价无法反映评价对象达到目标的程度,不利于通过考核反馈性地调整计划。

2.标准参照性评价

标准参照性评价是以固定标准作为评价的依据,确定学生达到目标的程度。一般用于基础知识及基本技能的测量。由于评价结构更具有判断教育的作用,故能激励评价对象把考核作为自觉的要求,借助评价提供的反馈信息,主动、及时地调整教学活动,促使教学目标的实现。

(三)按照评价的方法划分

1.系统测验评价

系统测验评价是运用各种测验的手段定期、系统地对教学过程及其结果进行测量与评价。系统测验评价是教育评价中应用较普遍的评价方式,例如,前面介绍的常模参照、标准参照等评价方式基本上都属于此范畴。运用测验手段进行定期、系统的评价,可为教师提供大量有关教学情况的信息,有利于教师及时总结及改进教学,提高教学质量。但对学生众多复杂的心理机能方面还难以有效测量。

2.日常观察评价

日常观察评价是通过对学生日常学习活动的观察而对其学习行为及结果的评定。日常规察评价在课堂内外应用的机会很多,教师实际上每天都在对学生进行观察,这种观察是在没有受到如测验或考试那样的气氛干扰的自然状态下进行的,因此它往往可以得到一些其他任何方式都不能得到的有价值的真实资料。应用这种形式,教师应注意明确观察的目的,制定观察计划,并及时、系统地记录观察结果。

(四)按照资料分析的方式划分

1.统计分析评价法

统计分析评价法是定量评价方法中的一种,是应用统计学知识对教育客观事物进行分析和评价。一般是对数据资料计算综合指标值,然后根据综合指标值对教育客观事物给予评价。常用的综合指标有绝对数、相对数、平均数和标准差等。如果要根据样本的数据资料来推断和评价总体的性质,检验客观事物之间的差异或联系是否出于偶然性、相关联系的程度,就要用差异分历法和相关分析法,即通过 t 检验、u 检验、x^2 检验和等级相关法等进行评价和判断。

2.模糊综合评价法

模糊综合评价法是应用模糊数学知识对教学客观事物进行分析和评价的定量评价方法。即根据末级指标评定的模糊信息,运用模糊数学的方法,先对最底层的诸项指标进行模糊综合评判,进而对较高层次的诸项指标进行模糊评判,直到首级指标为止,最后根据最大隶属原则,得到评价对象的定量评价结果。

由于较多的评价指标如各种能力、水平、态度等只是一个模糊概念,并无精确的数据测量,而每一评价者的评价角度、评价水平及评价代表性均不相同。模糊综合评判法不仅适应教学工作的特点,还克服了教学评价的随意性,提高了评价的科学性。

(五)按照评价的功能划分

1.诊断性评价

诊断性评价是采用诊断测验的形式,研究和发现学生学习中存在的问题和实际困难,以便采取恰当的补救措施。其目的是查明学生学习的情况及影响教学的因素,暴露学生学习的缺陷及其原因,以便采取相应的措施弥补。

2.形成性评价

形成性评价旨在改进和发展正在进行的教育教学活动或方案,以及时揭示存在的问题,及时反馈信息,及时进行调控管理。形成性评价一般应在教育教学活动中进行,如平时的练习、单元测验、督导检查等。

3.总结性评价

总结性评价是在教育教学活动的终止时,对成果的核定、鉴定,或对评价对象做出某种资格证明。如学生的期末、毕业考试、教师的年终考核、评选优秀工作者、对学校办学能力的认可、等级评定等,其主要目的是评定学生的学业成绩,证明学生掌握各种知识技能的程度、能力水平,为确定在后续教育过程中学生的起点行为制定新的教育目标提供依据。

二、学生学习效果的评价

学生学习效果的评价是现代教育评价的一个重要组成部分,学习效果的评价主要是学习成绩的测量。学习成绩的测量是根据一定的标准对学生的学习成绩做出量化的判断。它是学生毕业及就业等方面的参考依据,也是进行有效教学管理的依据之一。

(一)评价方法

1.考核法

以某种形式提出问题,由考生用文字或语言予以解答,并依此做出质量判断的过程。由于它能按评价的目的有计划地进行预定的测量,故针对性强,应用普遍。

2.观察法

即通过观察学生的行为表现而进行评价的方法。主要用于难以用纸笔测量的技能和领域,如评价学生处理护患关系的能力等。

3.调查法

即通过座谈或以书面形式对预先拟定的专题,由考生用口头或书面填写的形式予以回答,从而了解情况的测量方法。这种方法既可通过调查了解考生的学习或教师的教学情况,也可向毕业生或用人单位了解对学校教学的意见或对考生的评价。

4. 自陈法

让考生对自己的学业成绩进行自我评价的方法、即自我鉴定。这种方法作为自我调整学习计划的手段,易收到良好的成效。

(二)评价内容及形式

按考核的方式,可以分为考查、考试和答辩。

1. 考查

考查是由教师对学生进行知识或技能用定性的方法进行评价的过程,是学生学业成绩考核的方式之一,适用于不需要或难以用定量考核的方法评价的课程或其他的学习效果评价。考查分为平时与期末考查两种,平时考查的形式包括课堂提问、检查实习与实验报告、评定平时书面测验的成绩等方法,期末考查的形式有实践性作业、现场操作演示和撰写论文等形式。

2. 考试

考试指在学习阶段结束时对学生进行正式考核,是学生学业成绩考核的主要形式。它可以对学生的学习效果做定量分析,并用百分制等量化指标来标定学生学业成绩的高低,使考核测定工作精确细致。主要有以下类型。

(1)按考试形式划分:分为笔试、口试和操作考试。①笔试:是常用的考核办法,笔试由教师命题,要求学生在试卷上作书面回答。这种方法简便易行,应用面广,适用于大部分理论知识课程的考核。由于对全体学生采用同样的试题,成绩评定标准也容易掌握。②口试:是主试者与考生面对面的考试,一般先由主试者提出问题,考生则根据问题做出回答,必要时主试者还可以进一步提出问题。考试结果由主试者根据考试答题的质量评定"通过"或"不通过"。口试较灵活且不易作弊,但费时,易受主试者的主观判断及态度的影响。③操作考试:是通过学生实际操作而进行的一种考试方法。操作考试时可以全班同学做同一种操作的方式或由学生抽签做同一课程所要求的若干操作之一,一般主要考查学生掌握操作技术和理论联系实际的能力。

（2）按考试答卷的要求划分：分为开卷考试和闭卷考试。①开卷考试：即允许学生携带教科书、参考书和工具书等进入考场，利用这些书籍帮助答题。这样做有利于考查学生对课内、课外知识综合运用的能力，克服死记硬背的学习倾向。它适用于以训练学生写作能力、综合分析能力为目的的课程。②闭卷考试：是较常用的方法，它对学生应考要求严格，能够比较客观准确地检查学生对知识的掌握情况，适用于大部分课程考核。

（3）按考试的时间划分：可分为期中考试和期末考试。①期中考试：属诊断性考试，用于检查教学过程中的问题。作为改进教学或补救的依据。②期末考试：属总结性考试，用于考核学生是否达到规定的教学要求。

期中和期末两类考试在性质上有区别，不应混同。要克服将一学期课程分为两段，期中考试考前半段，期末考试考后半段的做法。这样做不仅不利于完整地掌握一门课程，而且混淆了两类考试的性质。

三、教师教学效果的评价

教师教学质量评价是教学评价的主要组成部分，是依据教学目的和教学原则，利用科学的评价技术，对教学过程及其预期的效果进行价值判断，以提供信息，改进教学和对评价对象做出某种资格证明。教师教学质量的评价侧重于教师教学过程及其效果，也就是对教师教学工作基本环节的评价。

通过对教师教学质量的评价，教师可以清楚地了解自己教学的优势及不足，不断更新教育观念，改进教学方法，提高教学能力及水平。教学质量评价也有助于学校领导对教学活动进行调控与管理。

（一）评价内容和指标体系

教师教学质量的评价内容主要包括教学能力、教学工作和教学效果等方面。教学工作的评价分为教学水平、教学态度、思想道德修养，以及备课、作业批改、课外辅导和对考试讲评等方面。要科学而准确地评价教师的教学质量，就必须确定科学的评价指标体系。

评价教师教学质量要从教与学两个方面入手，以规定的教学大纲作为评价质量指标设计的重要依据,保证教师的教学达到教学目标要求的水平。在评价指标中,既要考虑教师在传授知识、促进学生智力发展上做的努力有哪些,又要考虑是否达到有利于学生形成良好的品格效果。从这些方面出发,教学质量评价指标也可分解为教学目标、教学内容、教学方法、教学进程和教学效果 5 个方面。

(二)评价的途径和方法

1. 学生问卷调查

学生问卷调查是一种定性与定量相结合的方法,一般将评价内容及标准制成评价问卷,由学生填答评价教师的教学质量。问卷的内容要求简明扼要,使学生可以自由选择答案或评论,一般要求以无记名的方法进行。此方法简便易行,能在短时间内取得评价对象的大量数据,并能在较大程度上反映被测者的真实水平。

2. 专家观摩听课

专家观摩听课即由教学主管部门的专家、学者或学校的教务部门组织有关人员组成评价小组对教师进行的评价。一般要求评价者在教师授课时当堂听课,根据评价授课质量的指标体系及评分标准,先由每个成员分项评分,最后得出总分,再综合平均,并通过讨论写出总结性的评语。所有评价通过统计,计算出被评教师每个人的所得分数,根据分数高低显示优劣。此方法能够区分每位教师的教学质量高低,但必须注意评分的严格与公正,以免造成不良后果。

3. 学生座谈

通过召集部分学生对教师上课情况进行集体交谈,了解任课教师的教学情况及效果。座谈前应事先拟订提纲,明确目的,做到有的放矢。学生评价所提供的信息是衡量教师授课质量的重要依据,能激励教师改进教学内容和方法,也有助于学生更好地了解课程学习的要求,增强学习的责任感和主动性。

4. 教学效果的反馈信息

通过学生的学习成绩、用人单位对学生的评价等方面对学生进行理论知识、实践技能和工作态度等方面考核,以了解教师的教学效果。

5.查阅资料

通过查阅与教学有关的资料,如教学文件、教学文书、教学大纲、教案等,评价教学的规范化程度。

6.其他

可通过教师之间的相互评价、教师自我评价等具体途径进行。教师之间的相互评价可以使教师全面、客观、准确地掌握课程教学情况,促进教师之间相互取长补短,共同提高。自我评价可以使教师更加明确课程标准和目标,系统地进行自我总结,改进并完善自己的教学方法,提高教学质量。同时也有助于与学生沟通信息,了解学生学习的兴趣和个性特点,发挥教与学的功能和效益。

在实际评价时,要综合运用上述各种定性及定量评价方式和途径,尽量使定性指标数量化,把具有数值特征的指标与教学状态中的实际数值对照比较,根据指标体系中的权重比值求得评价结果的最终数值再予以判定,以获得全面、客观、准确的信息,从而进一步提高护理教师的教学水平,促进护理教育的发展。

第四章
床单位护理技术实训
教学特点

第一节 床单位护理技术专业课
实训教学内容

床单位护理技术主要包括铺备用床、铺暂空床、铺麻醉床、卧有患者床整理、卧有患者床更换床单,其操作目的与知识要点见表4-1。

表4-1 床单位护理技术操作目的与操作要点

项目	操作目的	操作要点
铺备用床	1.保持病室整洁、舒适和美观 2.准备迎接新患者	1.铺床用物按使用顺序放置于治疗车上。从下向上依次为枕芯、枕套、棉胎、被套、大单、床褥 2.铺床前,移开床旁桌,距床约20 cm 3.床垫应纵向翻转
铺暂空床	1.保持病室整洁、美观 2.供新入院或暂离床活动的患者使用	1.铺床用物按使用顺序放置于治疗车上,从下向上依次为中单、橡胶中单 2.将备用床的盖被扇形四折叠于床尾或者备用床的盖被头端向内折1/4,再扇形三折于床尾 3.大单、橡胶中单、中单各中线和床中线对齐 4.铺橡胶中单、中单上缘距床头45～50 cm(相当于肘至指端的距离) 5.枕头开口处背向门

续表 4-1

项目	操作目的	操作要点
铺麻醉床	1.便于接受和护理麻醉手术后患者 2.使患者安全、舒适,预防并发症 3.保护被褥不被血液、呕吐物、排泄物等污染,便于更换	1.铺床用物按使用顺序放置于治疗车上,从下向上依次为枕芯、枕套、棉胎、被套、中单、橡胶中单、中单、橡胶中单、大单、床褥 2.麻醉护理盘内置舌钳、开口器、镊子、压舌板、吸氧导管、牙垫、纱布、棉签、吸痰导管、手电筒、胶布、弯盘、治疗碗、血压计、听诊器等 3.根据患者手术部位和麻醉方式铺橡胶中单和中单 4.盖被呈扇形纵向三折叠于一侧床边,开口处向门,以方便迎接术后患者回床休息 5.枕头横立于床头,开口处背向门,这样可以防止术后患者因躁动碰伤头部 6.床尾椅置于盖被折叠侧,避免妨碍患者移至病床上
卧有患者床整理	1.保持病床整洁、美观、平整、舒适 2.预防并发症	1.卧有患者床整理前,酌情放平床尾、床头支架;卧有患者床整理后,酌情支起床头、床尾支架 2.自床头至床尾由内向外分别扫净中单、橡胶中单及大单。清扫过中线,注意扫净枕下和患者身下的碎屑 3.协助患者翻身侧卧时,防止坠床,注意保暖 4.为防止交叉感染,采用一床一消毒巾湿扫法 5.清扫过程中避免刷套污染面接触车上层治疗盘
卧有患者床更换床单	1.保持病床整洁、美观、平整、舒适 2.预防并发症	1.使用过的大单、中单应向上卷曲,污染面向内折叠卷入患者身下;清洁的大单、中单应向下卷曲,清洁面向内折叠卷入患者身下 2.更换被套的方法有翻转套被套法、"S"形套被套法 3.棉胎不可接触污被套外面,污单不可扔在地上 4.帮助患者翻身时,不可拖拉,以免擦伤皮肤 5.两人操作时,动作应轻稳、协调一致

第二节　床单位护理技术实训教学模式

床单位护理技术教学以实际操作演练为主,通过反复练习达到理解要义和熟练应用的目的。一般是教师示范,学生模拟操作,反复练习,通过纠错、纠偏,练就规范操作技术。

一、采用多种教学方法相结合

(一)情景教学

设置案例,开展模拟现场情景教学,培养评判性思维和意识,强化教学目的。例如,让护理学生为某79岁偏瘫患者更换床单,护生会思考,这肯定是个长期卧床患者,如何持"中单""大单",怎样行"S"形套法? 启发学生思考与操作,在具体实践操作中理解护理基本理论和基本操作技术。

(二)分组教学

采用分组教学法,3～4人为一小组,老师先示教,学生再操作,未操作的观看并指出错误的操作动作,同一组内学生轮流作为操作者和观看者,互相指出操作错误并讨论、沟通,既加强了记忆,又增加了互学、互帮的团队协作能力。

(三)举例分析教学

在操作熟练一定程度上进行举例分析,列举本单元不同情况,不同患者需求,不同功能床单位需要,举例说明。可能需要教师提前准备足够的临床案例资料和图片资料,分别展示,通过横向联系、纵向引导、多角度对比、多方面分析,学生会牢记操作要领,不仅知道如何操作,还知道为什么这样操作,也就是"知其然",还知道"其所以然"。

二、制定标准化操作流程

根据临床操作岗位需要,制定标准化操作流程,培养护理学生整体护理观念。

(一)铺备用床

1. 护士准备完毕。

2. 将备齐的用物推至床尾。

3. 移开床旁桌,距床约 20 cm,移开床尾椅至合适位置。

4. 翻转床垫(从床头向床尾纵向翻转)。

5. 铺床褥(上缘与床头齐,从床头向床尾铺平)。

6. 铺近侧大单(床单中线与床中线对齐,先床头,再床尾,后床中部)。

7. 转至对侧铺大单(同上)。

8. 打开被套平铺于床上(被头与床头平齐,中线与床中线对齐)。

9. 打开被套尾端放入棉胎(先打开近侧,再打开对侧)。

10. 逐层拉平盖被,系带。

11. 盖被两侧向内折,尾端塞于床垫下(两侧与床沿平齐)。

12. 套枕套,系带(四角充实)。

13. 枕头平放于床头(开口处背门)。

14. 移回床旁桌椅,洗手。

(二)铺暂空床

1. 准备完毕。

2. 将备齐的用物推至床尾。

3. 移椅放枕(在备用床的基础上,移开床尾椅至合适位置,枕头放于椅上)。

4. 折叠盖被(将备用床的盖被扇形四折叠于床尾,各层应对齐)。

5. 酌情铺单[根据病情需要,先铺橡胶中单,再铺中单于橡胶中单上,中线和床中线对齐,若铺于床中部,上缘距床头 45~50 cm(相当于肘至指端的距离),两单边缘的下垂部分同时拉紧平整地塞入床垫下。转至对侧,同法铺好]。

6.放置枕头(放平枕头,开口处背向门)。

7.还原床尾椅,洗手,确认床单位准备好以后离开病室。

(三)卧有患者床更换床单

1.准备完毕。

2.用物备齐推至床旁,放在便于操作处。

3.核对床号、姓名,向患者解释操作的目的、方法及配合事项。

4.酌情放平床尾、床头支架。

5.移开床旁桌,距床约20 cm,移开床尾椅至床尾正中。

6.松开床尾盖被,移枕至对侧,协助患者翻身侧卧,背向护士。

7.松开近侧各层床单,卷起中单,清扫橡胶中单搭在患者身上,卷起大单,清扫床褥。

8.铺好近侧。

9.移枕至近侧,协助患者翻身侧卧于扫净一侧。

10.转至对侧,依次撤去污染中单、清扫橡胶中单搭在患者身上,撤去污染大单,清扫床褥,展平拉紧铺好清洁各单。

11.协助患者仰卧,枕头置于患者头下。

12.更换被套,整理盖被。

13.更换枕套。

14.摇起床头、床尾支架。

15.移回床旁桌椅。

16.开窗通风换气,洗手,询问患者无其他需要后离开病室。

三、制定操作考核评分标准

护理学生参照考核评分标准(表4-2～表4-4),熟记操作步骤和操作技术要点,克服紧张、焦虑等心理因素的影响,差缺补漏,进而提高技能水平。

表 4-2 铺备用床操作评分标准

项目	操作标准	分值	扣分细则	得分
素质评价	1. 语言清晰、流利,普通话标准	2	一项不符合要求扣1分	
	2. 行为举止规范,大方、优雅	3	不符合要求扣1分	
	3. 着装规范,符合护士仪表礼仪	3	服装、鞋帽一项不符合要求扣1分	
准备质量评价	1. 物品备齐,放置有序	2	物品少一样扣1分,放置无序扣1分	
	2. 操作前评估患者	2	未评估患者扣2分,评估与病情不符扣1分	
	3. 评估环境	1	未评估扣1分	
	4. 洗手,戴口罩	2	一项未做扣1分,洗手动作一步不规范扣0.2分	
操作过程质量评价	1. 将备齐的用物推至床尾	2	放置位置不方便操作扣1分	
	2. 移开床旁桌,距床约20 cm,移开床尾椅至合适位置	2	一项未做扣1分,距离过大或过小扣0.5分	
	3. 从床头向床尾纵向翻转床垫	2	未做扣2分,翻转方向错误扣1分	
	4. 从床头向床尾铺平床褥,上缘与床头齐	6	顺序错误扣1分,上缘未齐床头扣1分,不平整扣2分	
	5. 铺近侧大单,床单中线与床中线对齐,先床头,再床尾,后床中部	10	顺序错误扣2分,中线偏离超过2 cm扣1分,一角手法错误扣2分	
	6. 转至对侧铺大单	10	扣分标准同上	
	7. 打开被套平铺于床上,被头与床头平齐,中线与床中线对齐	4	方向铺反扣3分,中线偏离超过2 cm扣1分	
	8. 打开被套尾端放入棉胎,先打开近侧,再打开对侧	10	打开顺序错误扣2分,被头不充实扣4分	
	9. 逐层拉平盖被,系带	7	一层不平整有皱折扣1分,漏系一组带扣1分	

续表 4-2

项目	操作标准	分值	扣分细则	得分
操作过程质量评价	10.盖被两侧向内折与床沿平齐,尾端塞于床垫下	10	一侧边缘不齐床缘扣 2 分,尾端不平整扣 1 分,系带外露扣 1 分	
	11.套枕套(四角充实),系带	5	枕套四角不平整扣 1 分,漏系一组带扣 1 分	
	12.枕头平放于床头	2	枕头开口未背向门扣 1 分	
	13.移回床旁桌椅,洗手	5	一项未做扣 2 分,一项未移到位扣 1 分	
终末质量评价	1.动作熟练优美,操作规范	2	酌情扣 1~2 分	
	2.床铺平、整、紧、美观	2	一项不符合要求扣 0.5 分	
	3.操作程序符合标准,符合节力原则	2	程序颠倒一次扣 1 分,不符合节力原则扣 1 分	
	4.操作用时不超过 5 min(操作过程为计时部分)	4	每超时 15 s 扣 1 分	

表 4-3 铺暂空床操作评分标准

项目	操作标准	分值	扣分细则	得分
素质评价	1.语言清晰、流利,普通话标准	2	一项不符合要求扣 1 分	
	2.行为举止规范,大方、优雅	3	不符合要求扣 1 分	
	3.着装规范,符合护士仪表礼仪	3	服装、鞋帽一项不符合要求扣 1 分	
准备质量评价	1.物品备齐,放置有序	2	物品少一样扣 1 分,放置无序扣 1 分	
	2.操作前评估患者	2	未评估患者扣 2 分,评估与病情不符扣 1 分	
	3.评估环境	1	未评估扣 1 分	
	4.洗手,戴口罩	2	一项未做扣 1 分,洗手动作一步不规范扣 0.2 分	

续表 4-3

项目	操作标准	分值	扣分细则	得分
操作过程质量评价	1. 将备齐的用物推至床尾正中	5	放置位置不方便操作扣 3 分	
	2. 在备用床的基础上,移开床尾椅至合适位置	5	未做扣 3 分,距离过大或过小扣 2 分	
	3. 枕头放于椅上	5	未做扣 3 分,放置不合理扣 2 分	
	4. 将备用床的盖被扇形四折叠于床尾,各层应对齐	12	方法错误扣 8 分,不平整扣 5 分	
	5. 根据病情需要,先铺橡胶中单,再铺中单于橡胶中单上,中线和床中线对齐,若铺于床中部,上缘距床头 45 ~ 50 cm(相当于肘至指端的距离)	15	顺序错误扣 5 分,中线偏离超过 2 cm 扣 2 分,距离错误扣 5 分	
	6. 两单边缘的下垂部分同时拉紧,平整地塞入床垫下	8	方法错误扣 5 分,不平整扣 3 分	
	7. 转至对侧,同法铺好	8	方法错误扣 5 分,不平整扣 3 分	
	8. 放平枕头,开口处背向门	9	枕套四角不平整扣 3 分,放置方法错误扣 2 分,开口处未背向门扣 5 分	
	9. 还原床旁桌椅,洗手	8	一项未做扣 4 分	
终末质量评价	1. 动作熟练优美,操作规范	2	酌情扣 1 ~ 2 分	
	2. 床铺平、整、紧、美观	2	一项不符合要求扣 0.5 分	
	3. 操作程序符合标准,符合节力原则	2	程序颠倒一次扣 1 分,不符合节力原则扣 1 分	
	4. 操作用时不超过 3 min(操作过程为计时部分)	4	每超时 15 s 扣 1 分	

表 4-4　卧有患者床更换床单操作评分标准

项目	操作标准	分值	扣分细则	得分
素质评价	1. 语言清晰、流利,普通话标准	2	一项不符合要求扣 1 分	
	2. 行为举止规范,大方、优雅	3	不符合要求扣 1 分	
	3. 着装规范,符合护士仪表礼仪	3	服装、鞋帽一项不符合要求扣 1 分	
准备质量评价	1. 物品备齐,放置有序	2	物品少一样扣 1 分,放置无序扣 1 分	
	2. 操作前评估患者	2	未评估患者扣 2 分,评估与病情不符扣 1 分	
	3. 评估环境	1	未评估扣 1 分	
	4. 洗手,戴口罩	2	一项未做扣 1 分,洗手动作一步不规范扣 0.2 分	
操作过程质量评价	1. 将备齐的用物推至床旁	1	放置位置不方便操作扣 1 分	
	2. 核对床号、姓名,向患者解释操作的目的、方法及配合事项	2	未核对扣 1 分,未解释或解释不合理扣 1 分	
	3. (口述)酌情放平床尾、床头支架	1	未口述扣 1 分,口述错误扣 0.5 分	
	4. 移开床旁桌, 距床约 20 cm,移开床尾椅至床尾正中	3	一项未做扣 1 分,距离过大或过小扣 1 分	
	5. 松开床尾盖被,移枕至对侧,协助患者翻身侧卧,背向护士	4	一项未做扣 1 分,协助翻身侧卧方法不当扣 1 分	
	6. 松开近侧各层被单,污染面向内卷中单,过中线扫橡胶中单,污染面向内卷大单,过中线扫床褥,床刷污染面向上放于更换车上	7	未一次松近侧各层被单扣 0.5 分,污染中单、大单未向上卷塞各扣 1 分,橡胶中单、床褥清扫方法错误或未扫净各扣 2 分,床刷放置方法错误扣 0.5 分	

续表 4-4

项目	操作标准	分值	扣分细则	得分
操作过程质量评价	7.取清洁大单放于床褥上,对齐床中线,清洁面向内卷大单,铺好大单,放平橡胶中单,清洁面向内卷中单,两单展平拉紧一并塞入床垫下	10	一侧中线偏离超过 2 cm 扣1分,清洁中单、大单未向下卷塞各扣2分,包角手法不规范扣2分,角松散扣1分,未铺平拉紧各单各扣1分	
	8.移枕至近侧,协助患者翻身侧卧于扫净一侧	3	一项未做扣1分,协助翻身侧卧方法不当扣2分	
	9.转至对侧,撤去污染中单,将清洁橡胶中单搭在患者身上,撤去污染大单,清扫床褥,床刷立着放于更换车上,展平、拉紧铺好的清洁各单	12	未一次松开近侧各层被单扣0.5分,污染中单、大单未向上卷塞各扣1分,橡胶中单、床褥清扫方法错误或未扫净各扣2分,床刷放置方法错误扣0.5分	
	10.协助患者仰卧,枕头置于患者头下	2	一项未做扣1分	
	11.打开盖被,松解系带,将污染被套从被尾翻转至被头,取出棉胎,平铺于污染被套内面,将正面向内的清洁被套平铺于棉胎上,翻转拉出被套和棉胎的两角,套清洁被套。或采用"S"形套被套法	8	取出棉胎方法错误扣3分,套被套方法错误扣3分,过多暴露患者扣2分,棉胎接触污被套外面扣1分	
	12.撤出污被套放入污衣袋内,清洁被套向下逐层拉平,系带	4	未撤出污被套或撤污被套方法错误各扣1分,未放污物袋内扣1分,上下层未拉平各扣1分,漏系一组带扣1分	
	13.将两侧盖被折成被筒,被尾向下折叠与床尾齐	8	一侧中线偏离超过 2 cm 扣1分,一边未齐床边扣1分,未盖严扣1分,被尾不平整或折法错误扣1分	

续表4-4

项目	操作标准	分值	扣分细则	得分
操作过程质量评价	14.更换枕套,拍松枕头,置于患者头下,开口背向门	4	未更换枕套扣4分,未拍松扣1分,拍枕位置不当扣1分,放置错误扣1分	
	15.(口述)酌情支起床头、床尾支架	1	未口述扣1分	
	16.协助患者取舒适卧位,还原床旁桌、床尾椅	3	一项未做扣1分	
	17.(口述)开窗通风换气,洗手	2	未口述扣1分,未洗手扣1分	
终末质量评价	1.动作熟练优美,操作规范	2	酌情扣1~2分	
	2.床铺平、整、紧、美观	1	一项不符合要求扣0.5分	
	3.操作程序符合标准,符合节力原则	2	程序颠倒一次扣1分,不符合节力原则扣1分	
	4.进行护患沟通,注意保护患者隐私,体现人文关怀	2	一项不符合要求扣1分	
	5.操作用时不超过10 min(操作过程为计时部分)	3	每超时15 s扣1分	

第三节　床单位护理技术思政与人文教学内涵

根据教育部教高〔2020〕3号文件《高等学校课程思政建设指导纲要》精神,高校课程思政要融入课堂教学建设,作为课程设置、教学大纲核准和教案评价的重要内容,落实到课程目标设计、教学大纲修订、教材编审选用、教案课件编写各方面,贯穿于课堂授课、教学研讨、实验实训、作业论文各环节。推进教材内容进人才培养方案、进教案课件、进考试。要创新课堂教学模式,推进现代信息技术在课程思政教学中的应用,激发学生学习兴趣,引导学生深入思考。要健全高校课堂教学管理体系,改进课堂教学过程管理,提高课程思政内涵融入课堂教学的水平。

对于专业实验实践课程,要注重学思结合、知行统一,增强学生勇于探索的创新精神、善于解决问题的实践能力。创新创业教育课程,要注重让学生"敢闯会创",在亲身参与中增强创新精神、创造意识和创业能力。社会实践类课程,要注重教育和引导学生弘扬劳动精神,将"读万卷书"与"行万里路"相结合,扎根中国大地了解国情民情,在实践中增长智慧才干,在艰苦奋斗中锤炼意志品质。

特别指出,医学类专业课程,要在课程教学中注重加强医德医风教育,着力培养学生"敬佑生命、救死扶伤、甘于奉献、大爱无疆"的医者精神,注重加强医者仁心教育,在培养精湛医术的同时,教育引导学生始终把人民群众生命安全和身体健康放在首位,尊重患者,善于沟通,提升综合素养和人文修养,提升依法应对重大突发公共卫生事件的能力,做党和人民信赖的好医生、好护士。

面对突如其来的严重疫情,广大医务人员白衣为甲、逆行出征,舍生忘死挽救生命,全国数百万名医务人员奋战在抗疫一线,给病毒肆虐的漫漫黑夜带来了光明,生死救援情景感天动地。广大医务人员以对人民的赤诚和对生命的敬佑,争分夺秒,连续作战,承受着身体和心理的极限压力,很多人脸颊被口罩勒出血痕甚至溃烂,很多人双手因汗水长时间浸泡发白,有的同志甚至以身殉职。广大医务人员用血肉之躯筑起阻击病毒的钢铁长城,挽救了一个又一个垂危生命,诠释了医者仁心和大爱无疆。我国广大医务人员是有高度责任感的人,身患肌萎缩侧索硬化的张定宇同志说:"我必须跑得更快,才能从病毒手里抢回更多病人。"同时,他们又是十分谦逊的人。钟南山同志说:"其实,我不过就是一个看病的大夫。"人民群众说:"有你们在,就安心!"广大医务人员是最美的天使,是新时代最可爱的人!他们的名字和功绩,国家不会忘记,人民不会忘记,历史不会忘记,将永远铭刻在共和国的丰碑上!这些都是当代鲜活的专业课程思政案例。

床单位护理技术思政与人文教学内涵主要体现在护理学生操作的言谈举止和与患者沟通的内容上,操作前、中、后时段均应严格培训和要求。举例如下。

（一）操作前核对、解释用语

1. 请问您是 5 床的陈某某女士吧？我看一下你的腕带好吗？今天您就要出院了，腕带可以取下了，出院手续您丈夫已经给您办好了，您收拾一下，一会我送您出院好吗？

2. 您的床号是 2 床，您是叫章某某吗？我看一下您的腕带。您的出院手续已经办好了，我帮您取下腕带吧。您的东西已经收拾好了？一会我送您出院吧。

3. 您好，请问您叫什么名字？一会儿要陪您做检查，需要憋尿，要注意多喝水，请准备一下！

4. 王阿姨，早上好！昨天晚上休息得怎么样？一会儿咱们要去做检查，您还有什么需要吗？

5. 张某某女士，您好，欢迎您来我科诊治，我是护士明×。为了使您尽快适应医院环境，得到及时治疗和周到的护理，现将有关事项做一下介绍。还有不清楚的地方，您再询问。

6. 我叫董某某，是您的责任护士，负责您的治疗和护理，如果有服务不周的地方，请您随时提出来，我将及时弥补，希望我的服务能让您满意！

7. 您需要我帮您做点什么吗？

8. 我将为您摆一下体位，请您尽量放松，刮汗毛时会有些不适，很快会好，您对手术还有什么疑问请及时提出来，我会帮您解答的。

9. 您不要着急，我马上请医生来。

10. 请不要着急，我们很尊重您的意见，也很理解您的心情，我们一定想办法把问题解决好，可以吗？

11. 您不用担心，术后医生和护士会经常到床旁看望您，指导您如何进行康复训练。

12. 您好，明天您要手术，为了完善术前准备，避免污染手术区，我将为您把手术区局部皮肤汗毛刮去，您现在是否需要方便一下？请您配合。

13. 术前一天晚上早些休息，如紧张入睡困难，可向护士要镇静药口服，以充足的精力迎接手术。

14. 麻醉术后要去枕平卧 3 h，过早用枕头易出现头痛等不适。

15.您好,现在为您更换被褥,会有点不舒服,我尽量轻点,请配合一下好吗?

16.李叔叔,我要给您更换被褥,请您做好准备,别紧张,一会就好!

(二)操作中指导与交流

1.把您的手臂抬起来,我帮您取下腕带吧。

2.您今天已经可以出院了,您的腕带可以取下来了,我帮您好吗?

3.您需要便盆吗?我帮您好吗?请抬起臀部。

4.我带您去做检查,请屈膝,我帮您慢慢坐起来,双手掌扶住床面,帮您穿鞋袜。请双手扶着我的肩膀,慢慢移向轮椅。有哪些不舒服,请您及时告诉我。

5.请注意脚下。

6.让我看看您的背部,血液循环有点差,我给您轻轻按摩一下就会好的,轻重合适吗?

7.您感觉冷吗?

8.阿姨,现在我要帮您翻身,我会轻轻地,不会弄疼您的。

9.请坚持一下,很快就会整理完的。

10.注意安全,抓好床档好吗?

11.赵先生,您的衣服有一点潮湿,我帮您换了行吗?

12.您躺好了吗?累不累?

13.请放心,我轻轻帮您翻身,不会让您不舒服的。

(三)操作后嘱咐

1.看您家人对您真好,您出院后可要好好休息,不要太紧张、劳累了,饮食上要多吃容易消化的食物,尽量少吃辛辣食物,有条件的话,定期来医院复查。

2.您真有福气,您丈夫对您照顾得多好呀,您的气色好多了,出院后多注意休息,避免劳累和紧张,饮食要有规律,多吃易消化的食物,尽量少吃辣椒、生蒜等辛辣食物,有什么不清楚的,可以打电话与我们联系。

3.谢谢您的配合,路上要注意安全!

4. 请您好好休息,有什么事尽管说,不必客气。

5. 阿姨,谢谢您对我们工作的支持和配合。有什么需要请您随时按枕边的呼叫器,我会及时来看您的。

6. 术后为您进行心电监护、吸氧,请您不要随便取下。

7. 请您好好休息,有什么事尽管说,不必客气。

8. 仝老师,您现在感觉怎么样? 请您把头偏向一侧好吗? 这样可以防止呕吐物反流引起窒息。

9. 暂时禁食水,什么时候可以喝水了,我会告诉您的。如果觉得口干、咽部不适,我会用棉签蘸少量水湿润一下您的口唇。

10. 为防止输液管和导尿管意外脱落,在床上活动时动作要轻、慢。

11. 术后麻醉药完全吸收后,可能会出现伤口疼痛,疼痛时您及时告诉我们,根据病情可以给予相应的处理,如打止痛针或用止痛泵止痛。

12. 您有任何的不舒服一定要及时给我们讲,我们也会随时观察并询问您的病情。

13. 为了您的安全,您第一次下地活动时,一定要有护士协助。

14. 您对治疗有什么意见? 能告诉我吗? 我一定及时把意见转达给医生。

15. 您行动不便,我为您倒杯开水好吗? 我帮您把床摇高点好吗? 把枕头垫得高一些好吗?

16. 如果有其他的不舒服,您及时通知我,我会立刻过来的!

17. 您的病情目前比较稳定,只要保持积极乐观的情绪来配合治疗,您会很快康复的。

第五章
无菌技术实训教学
思考与改进

第一节　无菌技术实训教学的内容和定位

　　护理基本技术中涉及的无菌技术主要包括明确无菌区与非无菌区、无菌持物钳、无菌容器、无菌包、铺无菌盘、取用无菌溶液、戴脱无菌手套、穿脱隔离衣等,后续技术涉及导尿、注射、手术等。教学中护理学生常见的现象是大部分护理学生还没有养成无菌观念,思想上重视不够,或者流于形式。例如,无菌技术操作前准备物不整洁或留有残渍,操作前未洗手、未戴口罩就准备物品,不注意检查无菌包、无菌溶液、无菌容器的有效期,手套型号不匹配,桌面摆放物品不妥当,操作流程不熟悉,查对制度落实不到位,用过物品不分类放置,操作过程自我评价不诚恳,心理素质和应变能力不强等。

　　在近20年的临床实训教学中,本人团队对无菌技术实训教学经验总结如下。

一、操作细节精准性指导

　　1.无菌持物钳:存放于无菌罐中,每4~8 h更换一次。使用时,钳端闭合,垂直取出;使用后,钳端闭合,垂直放入。到远处取物时无菌罐和持物钳一同移至操作处。

　　2.无菌容器:带盖的容器打开时盖的内面朝上,拿在手上或放于稳妥处。拿取无菌容器时应从底部托起,手不可触及容器边缘及内壁。无菌容器一经打开,有效期为 24 h。

3.无菌包:灭菌后的无菌包在未被污染的情况下,有效期一般为 7 d,一经打开,有效时间为 24 h。检查无菌包时如发现潮湿、破损,即不能使用。操作时不可跨越无菌区。

4.铺无菌盘:铺好的无菌盘有效时间为 4 h。

5.取用无菌溶液:打开前先核对标签,检查溶液质量,已打开的溶液,用于注射时,有效期为 2 h,外用时,有效期为 24 h。

6.戴、脱无菌手套:戴手套时,应避免手套外面触及任何非无菌物品。如发现手套破损,应立即更换。戴手套后双手应保持在腰部以上、视线范围以内,避免污染。脱手套时应从手套口往下翻转脱下,不可强拉手指和手套边缘,以免损坏。

7.穿、脱隔离衣:隔离衣要完整无损,长度能遮盖衣服。穿隔离衣前备齐用物,穿隔离衣不得进入清洁区。穿隔离衣时保持隔离衣的内面及领部清洁,系领扣时勿触及面部、衣领及工作帽。隔离衣应每日更换,如有潮湿或内面污染,应立即更换。隔离衣挂在半污染区,清洁面向外,挂在污染区,则污染面向外。

二、重点示教针对性指导

如穿、脱隔离衣操作流程及操作要点,重点示教针对性指导,让学生反复练习。

1.护士准备齐全(备齐操作用物,取下手表,戴口罩、帽子)。

2.挽袖过肘。

3.取下隔离衣(手持衣领,清洁面向自己)。

4.穿隔离衣袖(一手持衣领,一手伸入衣袖,上抖露出手,换手持衣领,同法穿好另一侧衣袖)。

5.扣领扣、袖扣(两手由中间向后理顺领子,扣上领扣,再扣袖扣)。

6.系腰带(从腰部自一侧衣缝向下 5 cm 处将隔离衣后身向前拉,捏住衣边,同法捏住另一边衣边,两手在背后将边缘对齐,向一侧折叠,按住折叠处,打开身前腰带活结,将腰带拉到背后交叉后到身前打一活结)。

7. 开始操作——操作结束。

8. 解开腰带(在身前将腰带打一活结)。

9. 解开袖扣,塞袖过肘(清洁面向内塞入肘上工作衣内)。

10. 消毒双手(每只手刷洗 30 s,反复刷洗 2 次,共刷 2 min)。

11. 解开衣领。

12. 脱隔离衣袖(不可接触隔离衣外面,隔离衣内外面不可接触)。

13. 整理隔离衣(对齐肩缝,将衣领四折,对齐隔离衣)。

14. 挂回衣钩。

三、无菌观念全过程落实

在教学过程中,实训老师应反复强调无菌技术操作的重要性,指出如果违反无菌技术,将造成患者感染,增加患者的痛苦和费用,延长住院时间,甚至带来严重的不良后果,无菌技术操作正确与否直接关系到患者的安危。引导护理学生树立无菌观念,增强无菌意识,充分认识无菌技术操作的重要性。同时,结合护理学生在考核中无菌物品、无菌区域等概念不清现象,教师示教时应重点讲解并指出容易出错之处,如铺无菌盘时操作者的手不能越过无菌区等,并在护理学生操作练习时注意观察和指导,及时发现不当之处并加以纠正,逐步让护理学生树立无菌观念,在今后的学习和工作中严格执行无菌技术操作原则,做好安全护理工作。

四、查对制度程序性固化

实训教师在进行无菌技术操作教学时,必须反复强调查对的重要性,使护理学生树立"安全第一、质量第一"的理念。无菌技术操作要求严格,查对制度是护理工作中一项核心制度,要求护理学士在任何操作中都必须加强责任心,严格执行查对制度,避免发生差错事。教师在示教每项操作时,严格规范地执行查对制度,如查对无菌溶液时应先核对瓶签,即药名、浓度、剂量和有效期等;检查瓶盖有无松动,瓶子有无裂缝,溶液有无沉淀、混浊及变色,无上述情况方可使用。通过细心全面的查对示教,护理学生在操作过程中通过模仿逐步养成严格执行查对制度的良好习惯和认真严谨的工作态度,防患于未然,避免在今后的学习和工作中发生医疗事故,确保患者的安全。

五、实训报告经验性总结

书写护理实训报告是无菌技术教学的重要环节,由实训带教教师设计,侧重无菌技术操作的重点和难点,不仅要分析技能操作教学内容,还要对实训内容进行综合性设计,引导护理学生训练,理论联系实际,主动总结及思考无菌技术操作中的得失,并在操作强化训练时加以注意,从而提高学生动手能力和分析、解决问题能力。让学生发自内心地书写实训报告,是教学效果的最好体现。

第二节　无菌技术实训教学的思考

根据国务院国发〔2019〕4号文件《国家职业教育改革实施方案》文件精神,要推进高等职业教育高质量发展。把发展高等职业教育作为优化高等教育结构和培养大国工匠、能工巧匠的重要方式,使城乡新增劳动力更多接受高等教育。高等职业学校要培养服务区域发展的高素质技术技能人才,重点服务企业特别是中小微企业的技术研发和产品升级,加强社区教育和终身学习服务。在学前教育、护理、养老服务、健康服务、现代服务业等领域,扩大对初中毕业生实行中高职贯通培养的招生规模。启动实施中国特色高水平高等职业学校和专业建设计划,建设一批引领改革、支撑发展、中国特色、世界水平的高等职业学校和骨干专业(群)。

对于无菌技术实训教学,我们在广泛调研和结合教学工作经验的基础上,提出如下思考、优化、改进。

一、定位课程内容目标,提高教学效果

无菌技术的教学对教师、教法、教材(简称"三教")要求较高,了解学生实训、实习的需求,特别是实践技能操作方面的需求,会显著提高实训教学效果。传统的实训模式,教师课前下发实训任务,学生根据内容预习,课中教师进行讲授并演示1~2次后,学生分组练习,同时教师进行指导。以无菌技术为例,大多数学校是,第一学期授课安排是4课时,"洗手、穿手术衣、戴手套、消毒、铺巾"(示教),"洗手、穿手术衣、戴手套"(练习)。第一次课以示教为主,第二次课为"教师演示+学生分组练习"。这种教学模式下,学生学习兴趣不高,操作不积极,直接影响了教学的流畅性。第二学期根据学生的情况,安排实训强化及考核,效果也不理想。即以教师讲授示教结合学生自主练习的模式,目前在教与学方面已经无法达到一个较为理想的效果。很多老师通过问卷方式进行调查,发现在传统教学模式下学生学习兴趣低,学生对学习的时间和空间有进一步延伸的需求。但教师课堂示范无法满足学生学习的需求,我们教研室近几年做了如下尝试。

(一)教师

我们的教师团队成员均为护理专职教师,均拥有教师资格证、护士执业资格证、注册护士证,中、高级职称,拥有丰富的临床实践经验和较强的教育、教学能力。

(二)教材

选用教育部规划教材作为授课教材工具和依据,选用配套的实训教材作为补充,另外提供拓展的实训辅导教材作为辅助,提供部分专业网站作为学习延伸阅读参考。

(三)教法

采用情景教学、分组教学、分析教学等多种教学方法,注重过程和细节,具体如下。

1. 制定教学目标

针对每项制定具体教学目标,如知识目标、技能目标、素质及思政目标。①知识目标:掌握外科手术消毒、穿脱无菌手术衣、戴脱无菌手套的操作步骤及注意事项,熟悉手术区皮肤消毒与铺单配合的步骤与要领。②技能目标:能熟练进行无菌技术的操作,能配合医生完成手术区皮肤消毒与铺单的过程。③素质及思政目标:严格遵守无菌原则,培养认真、严谨的工作态度,树立敬畏职业、生命至上的职业精神。

2. 操作内容重点讲解

①课前介绍:教师利用课前 5～10 min 现场展示"七部洗手法",同时让其他学生模拟试做,这样就可以检验课前准备的情况,以便学生通过复习相关知识进入新课学习。②讲授新课:教师结合案例创设情景,同时强调学生容易出现操作错误的内容,最后让学生通过组织结构图的形式归纳操作流程,并请完成的学生进行分享和交流,以便调动学生学习的积极性。③演示操作:讲授结束后,教师演示操作流程,其中可适当加入学生易出错的操作步骤,让学生以评委的身份观看教师演示,同时教师要提醒学生认真观察,找出违反无菌原则的情况,以增强学生学习兴趣。演示结束,可通过学习通随机抽取学生进行提问,检验演示教学效果。④分组练习:教师演示后,学生进行分组练习。分组练习一般以宿舍为单位,这样有利于学生之间的学习交流、互帮互助。⑤总结归纳:教师归纳手术人员准备操作流程及注意事项,强调容易违反无菌原则的步骤,同时对学生在学习过程中的表现及衣着、言行、举止等职业素养进行总结,以促进学风班风建设,最终达成素质及思政目标。

3. 强化操作,拓展巩固

示教教师通过布置课后练习,发布课后拓展任务:①操作流程掌握不理想的学生要通过反复观看微课,掌握操作要领;②让学生利用网络查找无菌技术的发展史及实施无菌技术后患者的感染率变化情况,明确无菌技术在临床中的重大意义,从而增强学生严格遵守无菌原则的意识,并使学生完成主题讨论;③根据导生制教学实施的方案,被选为导生的学生要拍摄外科手术消毒的视频上传校内学习平台,作为导生的考核依据;④教师发布问卷调查,让学生评价本次课程的教学质量,以便发现问题,从而积极制定应对措施。

二、利用信息技术工具,提高教学水平

在高职护理教学中运用信息化手段,有助于提高学生的专业素养,激发学生的学习兴趣,营造良好的课堂氛围,使抽象知识变得具体化,培养学生的自主学习习惯,从而持续提升高职护理教学的综合水平,推动护理教育有序、健康发展。在高职护理教学中运用信息化手段,不仅拓展了学生的学习方式,而且有助于学生更直观地掌握学习内容,这与当前学生的心理发展需求相符。

(一)导入计算机虚拟技术

使用计算机虚拟技术,能够为高职学生创造一个真实的教学环境。如在教学过程中借助虚拟技术模拟医院抢救室的相关场景,医生在急救室内对患者实施心肺复苏操作的过程中,高职学生能够切实感受到急救时的紧张氛围和患者生命垂危时的具体情况。虚拟技术模拟出的声音和视觉等都很逼真,能够把学生立即带入抢救情境中,方便高职学生准确判断患者的相关情况,并且及时采用对应的急救策略。计算机的模拟技术是把建模技术和仿真技术充分结合起来,从而创建一个教学模型。

(二)采取信息化手段学习护理知识

提高高职学生的护理专业信息素养,是指引学生借助信息技术学习护理知识的重点。护理学科属于一门实践与理论都很关键的学科,且学科种类很多,所以在预习和复习的过程中,学生需要查阅很多的资料,而学校图书馆里面的有关图书不多,因此高职院校可进行网上学习,创建一个网上资料库,以有效解决学生信息来源不足的问题。

(三)转变教学模式与方法

教师在高职护理教学中使用信息化手段,是对传统教学模式的转变。护理教学的主体是教师,而借助于网络平台实现了师生相互沟通,学生会积极探究知识,教师能够利用平台时刻掌握学生的具体学习情况,充分了解学

生的学习过程,使教与学拥有自主性和多样性。在上课前,教师要将本堂课的预习资料上传至平台,学生自主学习后再回传至平台,这样教师就能够掌握学生的具体学习情况,并将学生的学习情况与遇到的问题充分结合起来,再制订教学方案和设置教学内容。

(四)开展信息化实践教学

临床护理查房是一种让学生很快掌握专业知识的教学方法。教师能够借助信息模拟技术在课堂中导入临床护理查房模拟,指导学生开展临床护理操作,培养学生的临床思维。教师在模拟的临床护理查房中能够融入理论知识,在提升学生护理技能的同时,让学生学习到更多的专业知识。模拟式教学不但能够培养学生的专业水平与护理能力,而且可以培养学生的医术道德,方便教师进一步传授以人为本的理念。同时,信息化教学也为师生之间建立了交流的纽带,学生不仅能够随时提出不懂之处,教师也能够为学生及时进行直观的解答。

(五)采取信息技术完善教学评价

使用信息技术可以打破以成绩为标准的教学质量评价体系,更加凸显学生能力的评价,使评价内容从"单一技能"转变到"综合技能",从"以成绩为主"转变到"以能力为主"。比如,在护理模拟人的时候,教师借助信息技术分析和评价学生护理的每个步骤的操作过程与理论知识测试,对学生整体实训技能的等级进行测定。教师还可借助计算机软件,分析学生的专业能力,有效记录平时考试、作业、实训操作、技能考核和实习成绩,对学生的护理能力进行多方面、多层次评估。教师可以对智能患者进行编程,使之产生各类临床表现,把学生的护理操作当作核心依据,对学生处理问题的能力进行评价。同时,使用信息技术可以迅速、准确、全面地获取评价结果。

(六)设立线上课程,建设智慧课堂

护理学基础知识点相对分散,不但涵盖了患者的日常护理和饮食护理、患者的出入院办理、护理学理论,而且涵盖了药理知识、检查样本的采集、给药与静脉注射等,涵盖面很广泛。对这种情况,教师可以设立线上课程,梳

理每一个章节的重点知识和难点知识。如教师可以制作教学视频，然后上传至学校官网，以供护理学生开展学习，学生能够根据自身的学习情况进一步选择观看的课程，时刻开展学习。另外，教师可以上传部分在线测试题，学生能够开展在线答题，教师借助后台数据了解学生的答题情况，有效调整自己的教学计划。师生还能够利用在线平台进行沟通，更好地建立智慧课堂。

三、推进课程思政进课堂进头脑，提高育人质量

第一，充分认识课程思政实施的意义，思想上足够重视。高质量护理人才不仅要有坚实的理论基础和过硬的技能，职业道德素养也是其中一项重要评价指标。而在无菌技术实训教学中，有计划、有步骤地实施课程思政，对培养学生医德医风、职业素养、团队合作精神等有着积极的促进意义。

第二，加强实训室管理，促进学生职业素养提升。一般护理实训室包括模拟手术室、示教室和模拟护理站，由专职实训教师管理。实训室制定有规范的管理制度，教师要在课前进行宣教。如进入外科实训室必须统一着护士服、护士鞋及圆帽，不得将食物带入实训室；实训课必须提前 10 min 到达；实训室配置有大型化妆镜，课前要整理好仪容仪表，且妆容不得过浓或夸张，指甲也要及时修剪；进入实训室后不得高声喧哗。好的实训室管理体制建立可以促进学生职业素养的提升，提高实训课的教学质量及提升教师开展科研工作的能力，进而能够为高职院校培养高素质技术技能人才保驾护航。

第三，利用线上教学平台，便于学生学习疫情防控典型事迹和南丁格尔精神。教师应充分利用教学平台，构建关于近代护理学奠基人南丁格尔的专题内容，如：电影《南丁格尔》讲述了南丁格尔事迹——南丁格尔在克里米亚战争中的杰出表现；介绍了南丁格尔与国际护士节，南丁格尔奖的设立及意义，我国获此殊荣的优秀护士，南丁格尔护士学校的精英教育思想，等等。通过线上的学习，学生进一步了解本职业的历史发展，并通过学习南丁格尔的博爱精神和天使情怀，增强学生的职业认同感，树立全心全意为患者服务的意识。

　　第四,通过角色扮演,培养学生团队合作精神。无菌技术不是单独一人能完成的任务,往往需要团队的合作,而这种训练模式有助于培养学生团队合作精神。例如,手术的成功需要无菌技术的支撑。外科护理无菌技术根据分工不同分为器械护士和巡回护士,他们各司其职,确保每一台手术能够顺利完成。在分组练习时,学生要根据角色扮演法进行练习,即两人一组,分别扮演器械护士和巡回护士。根据国内学者的研究,在外科护理实训教学中采用角色扮演法可以提高学生对相关知识的掌握程度,也可以充分激发学生学习的积极性、主动性及学习的效率,从而能够更加顺利地适应将来的实际工作。

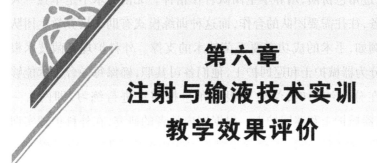

第六章
注射与输液技术实训
教学效果评价

第一节　注射技术实训课教学要点

　　注射技术主要实训肌内注射法、静脉注射法、皮下注射法、皮内注射法等,主要对学生进行护理基本技能——注射技术的训练,使学生能够按规程独立完成常用的技术操作。此项技术是护理基本技术也是核心技术,贯穿在护理职业生涯的始终,可以培养学生的临床技能,发现问题、分析问题、解决问题的能力及独立思考和评判性思维的能力,为日后走上临床护理工作岗位,促进患者健康打下坚实的知识、技术和能力基础。

　　实训实验课程要求学生护理实验课前认真预习,实验操作过程中仔细观察老师的示范动作,亲自实践,认真练习,独立掌握注射技能,熟悉操作的目的和适应证,能运用护理程序规范操作。每一项操作都要始终遵循无菌、细化的服务理念,培养高素质的护理人员。仅就肌内注射法、静脉注射法、皮下注射法实训操作流程及要点举例如下。

一、注射技术实训课操作流程及操作要点

　　(一)肌内注射操作流程及操作要点

　　1.护士准备完毕。

2. 备齐用物、摆放整齐。

3. 查对注射卡、药物,检查药品质量(床号、姓名、药名、剂量、浓度、时间、用法)。

4. 锯安瓿,消毒划痕处,折断安瓿。

5. 检查并打开注射器,固定针栓。

6. 正确抽吸药液,排气(无污染、无滴漏、无余液)。

7. 套上安瓿,再次核对,放入治疗盘内。

8. 清理用物,洗手。

9. 携用物至患者床旁,放在便于操作处。

10. 核对床号、姓名,向患者解释。

11. 协助患者取适当体位。

12. 选择合适的注射部位(皮肤无炎症、瘢痕、硬结)。

13. 常规消毒皮肤,待干(碘酊消毒 1 次,乙醇脱碘 2 次,或碘伏消毒 2 次)。

14. 再次查对。

15. 排气(不浪费药液)。

16. 进针(左手绷紧注射部位皮肤,右手持注射器,中指固定针栓,垂直、快速进入针梗的2/3)。

17. 固定针栓,回抽无回血。

18. 缓慢、均匀推药,同时观察患者反应(回抽无回血,缓慢、均匀推药,同时观察患者反应)。

19. 注射完毕,干棉签按压针刺处迅速拔针。

20. 再次查对。

21. 协助患者取舒适卧位,整理床单位。

22. 观察并询问患者有无不适。

23. 清理用物,洗手。

(二)静脉注射操作流程及操作要点(含微量泵使用技术)

1. 护士准备完毕。

2. 核对治疗本、输液观察记录本,填写标记胶贴上(核对患者床号、姓名,药物名称、剂量、浓度、时间、用法、药物质量)。

3. 锯安瓿,消毒划痕处,折断安瓿。

4. 检查并打开注射器,固定针栓。

5. 正确抽吸药液,排气(无污染、无滴漏、无余液,需避光的药物用避光注射器)。

6. 连接延长管,连接输液针头,排气,贴胶贴于注射器上。

7. 再次核对,放入治疗盘内。

8. 清理用物,洗手。

9. 将用物推至床旁,放在便于操作处。

10. 核对床号、姓名,向患者解释。

11. 协助患者取舒适卧位、选择血管(选择粗直、弹性好、易于固定的静脉,避开关节和静脉瓣)。

12. 放置微量注射泵,接通电源,开启电源开关,检查机器工作性能。

13. 将注射器安装在微量注射泵上(注射器放入台座中,空筒柄卡入固定槽,调节推头位置,固定注射器)。

14. 根据医嘱设置推注速率等参数。

15. 在穿刺部位下方铺垫巾,备好胶贴,放置止血带。

16. 常规消毒皮肤,待干。

17. 扎止血带,再次消毒皮肤,待干。

18. 再次核对(输液观察记录本和注射器上患者床号、姓名、药物名称、剂量、浓度、时间、用法)。

19. 按压快注键,再次排气。

20. 取下护针帽,嘱患者握拳,穿刺(左手绷紧皮肤并固定静脉,右手握住针柄,针尖斜面向上,与皮肤呈15°~30°角刺入血管,见回血后再平行进针少许)。

21. 松开止血带,嘱患者松拳,固定针头。

22. 按开始键,自动推注药物(推液通畅,局部无肿胀)。

23. 撤去垫巾、止血带,妥善固定延长管。

24. 记录输液观察记录本,再次核对。

25. 询问患者有无不适,告知患者注意事项。

26. 协助患者取舒适卧位,整理床单位。

27. 清理用物,确认微量注射泵正常工作后,洗手。

(三)皮下注射操作流程及操作要点

1. 护士准备完毕。

2. 备齐用物、摆放整齐。

3. 查对注射卡、药物,检查药品质量(床号、姓名、药名、剂量、浓度、时间、用法)。

4. 锯安瓿,消毒划痕处,折断安瓿。

5. 检查并打开注射器,固定针栓。

6. 正确抽吸药液,排气(无污染、无滴漏、无余液)。

7. 套上安瓿,再次核对,放入治疗盘。

8. 清理用物,洗手。

9. 携用物至患者床旁,放在便于操作处。

10. 核对床号、姓名,向患者解释。

11. 协助患者取适当体位。

12. 选择合适的注射部位(注射部位皮肤无炎症、瘢痕、硬结)。

13. 常规消毒皮肤、待干(碘酊消毒 1 次,乙醇脱碘 2 次,或碘伏消毒 2 次)。

14. 再次查对。

15. 排气(不浪费药液)。

16. 进针(左手绷紧注射部位皮肤,右手持注射器,针尖斜面向上,与皮肤呈 30° ~40°角,迅速进入针梗的 1/2 ~2/3)。

17. 回抽、推药(回抽无回血,缓慢、均匀推药,同时观察患者反应)。

18. 注射完毕,干棉签按压针刺处快速拔针。

19. 再次查对。

20. 协助患者取舒适卧位,整理床单位。

21. 观察并询问患者有无不适。

22. 清理用物,洗手。

无论哪种注射技术,首先是要选准进针部位,找准进针点、进针方向;再就是掌握进针方法与要领。现在教学方法不同于以往,观看视频、绘图、模拟、示教、对等互练等都是有效手段,虚拟仿真、塑胶注射等都是近年应用比较好的措施。翻转课堂、项目教学、分散教学、导向教学、探究式教学等都有报道,均取得较好教学效果。

二、注射技术教学文献报道综述

皖南医学院护理学院马少勇、李远珍、杨柳等报道了肌内注射技术教学在护理学生实验教学中存在的问题及对策,主要有如下观点可以借鉴。①创新授课方式,提高肌内注射教学质量。肌内注射是临床一种重要的给药途径。作为带教教师,进行肌内注射教学时应不断革新授课方式、促进教学效果的提高。在授课过程中不仅要注重相关理论的讲解,更要注意操作演示与相关理论教学的时间比,把握重点,防止本末倒置。演示具体操作细节时尽可能将操作步骤放慢,演示结束后注意关键环节、易错点的讲解及操作技巧的传授。在进行肌内注射的讲授过程中采取情景模拟及真实注射的教学法,取得良好的教学效果。②密切关注护理学生自主练习的最初阶段,让不规范操作停止在萌芽阶段。操作演示结束后,安排护理学生进行自主练习时,带教教师要巡视课堂,及时纠正护理学生不规范的操作手法,并告知规范的操作手法,督促护理学生反复练习,防止养成错误的操作习惯。另外,鼓励护理学生相关监督并相互指出操作过程中存在的不足。③相关操作理论举足轻重、不容忽视。护理学生在进行护理操作学习的同时要进行相关理论的学习。掌握一定的肌内注射理论知识对肌内注射技术的学习、掌握起到积极的作用。护理学生在学习肌内注射技术之前应掌握一定的解剖学知识,能明确臀大肌、臀小肌的具体部位,以助于准确定位。在教学过程中及课后回视时,带教教师应强调准确定位穿刺部位的重要性及定位不准确可能造成的严重后果,引起护理学生的注意,降低操作不规范发生率。④发挥学生的监督作用,弥补指导教师的不足。由于每个教学班为26人,为弥补护理学生在进行自主练习时带教教师无法兼顾所有护理学生的不足,可将26人再次分为6组,每组推荐1名组长,由组长负责管理本小组学员。在自主练习时,带教教师监督与小组组长和普通学生相关监督相结合,可以有效缓解护理学生自主练习时指导教师不足的问题,从而促进教学督导的不断完善,提高护理实验教学质量。⑤增强服务意识,提高护理学生的无菌观念。教师在做实验前给学生强调无菌观念的重要性和必要性,列举高年级学生在注射类实验课时常出现的错误,可起到警示作用。带教教师讲授过程中应加强护理学生服务意识、无菌观念的培养。教师实验课中示教是关键,应反复强调无菌技术的重要性,并要求学生懂得怎样去应用无菌技术,例如告知学生药液要保持无菌及注射器的哪些部位能触摸、哪些部位不能触摸等。⑥促进护理学生养成主动学习的习惯,营造良好的学习氛围。护理实验教学过程中,应采取情景教学、示教法、讨论法等教学方式,促进护理学生养成主动学习的良好习惯,营造良好的学习氛围。护理学生在进行自主练习时应具有主动学习的意识。护理学生间应相互交流操作的规范手法及技巧,以同为学习者的角色去交流更容易被其他护理学生所接受。带教教师要具有掌控整个课堂的能力,自主练习要有良好的学习氛围,学生应主动交流、相互学习,课堂应保持一定的活跃性,但切忌过于活跃、松散。

　　肌内注射是临床一种重要的给药措施,护士对肌内注射技能掌握和运用的好坏直接关系到患者的治疗效果,带教教师在进行授课的过程中应着重强调此项操作的重要性,促进护理学生在实训的同时不断提高服务意识、受伤观念。授课过程中应善于抓住实验操作课堂的主要矛盾,合理分配理论知识讲授与示教的时间,忌理论知识讲解过多、学生自主练习的时间较少、没有时间对学生逐一回视、纠正其不足,导致本末倒置。课前鼓励学生阅读相关的操作文献、学术报告、操作视频,了解本操作的研究进展情况。带教教师在授课前搜集各种相关资料,了解本操作的发展前沿及学生在学习和自主练习中易出现的不规范、错误操作的环节,讲授过程中应反复强调操作中的易出错环节,如药液抽吸、排气、肌内注射手法,并强调这些易错点的发生率,使学生引以为戒,提高护理实验教学质量。进行肌内注射操作示教时强调无菌观念的重要性,防止污染,导致患者遭受不必要的二次伤害。实验课后尽可能让每位学生将主要环节进行回视,纠正其不足。

　　苏州卫生职业技术学院吕怀娟报道了高职护生首次真人静脉注射失败原因的分析与对策,探索性因子分析显示,导致真人静脉注射失败的因素有技术水平、人文环境与信心、静脉情况和焦虑程度。静脉注射操作考核评分表显示护生对操作流程基本掌握,但是在止血带的使用、静脉选择及准备、持针手法、进针角度、进针速度、进针深度方面存在较多问题。以阶梯式教学思想为指导,按照"教师示教—模拟人练习—同学之间真人静脉注射"的教学思路,让护理学生在逐步学习中掌握这项技术。

第二节 输液技术实训课教学要点

虚拟现实、情景模拟、项目设计、翻转课堂、任务驱动、个性带教等教学方式、方法在密闭式输液技术实训教学中都有报道,均得到很好应用,都是基于其基本操作流程和技术要点。

一、输液技术实训课操作流程及操作要点

(一)密闭式输液技术操作流程及操作要点

1. 护士准备完毕。

2. 核对治疗本、输液观察记录本、瓶签。

3. 核对药液(溶液名称、浓度、剂量、有效期,检查溶液质量及拉环是否完好)。

4. 启开瓶盖,消毒瓶塞(棉签蘸取消毒液消毒瓶塞至瓶颈)。

5. 核对添加药物(名称、浓度、剂量、有效期及药物质量)。

6. 锯安瓿,消毒划痕处,折断安瓿(在安瓿颈部凹陷处划一锯痕,消毒划痕处,用无菌纱布包裹瓶颈并折断安瓿)。

7. 检查并打开注射器,抽吸药液,注入液体瓶内。

8. 核对无误后丢弃安瓿。

9. 填写配药时间,倒贴瓶签。

10. 检查并打开输液器,取出输液器针头插入瓶塞。

11. 再次核对后,将药液和输液观察记录本放在治疗车合适位置。

12. 清理治疗台,洗手。

13. 备齐用物推至床旁,放至便于操作处。

14. 核对床号、姓名,向患者解释。

15. 取下输液器包装,关闭调节器,旋紧头皮针连接处。

16. 核对,将输液瓶挂输液架上,排气(展开输液管,先将茂菲氏滴管倒置,打开调节器,使液体流入滴管达 1/2 ~ 2/3 满时,迅速倒转滴管)。

17. 关闭调节器,检查输液管内无气泡后,妥当放置输液管。

18. 协助患者取舒适卧位,在穿刺静脉肢体下放垫巾、垫枕,准备输液胶贴。

19. 选择静脉,消毒皮肤(选择粗、直、弹性好、易于固定的静脉,避开关节和静脉瓣)。

20. 扎止血带,再次消毒皮肤(在穿刺点上方约 6 cm 处扎止血带)。

21. 再次核对,排气(排气至少量药液滴出,关闭调节器,检查管内有无气泡)。

22. 取下护针帽,嘱患者轻轻握拳,穿刺(一手绷紧皮肤,另一手持针柄,针尖斜面向上与皮肤呈 15° ~ 30°角进针,见回血后再将针头沿血管方向潜行少许)。

23. 固定针柄,松开止血带,打开调节器,嘱患者松拳。

24. 待液体滴入通畅后用胶贴固定(分别固定针柄、穿刺点和头皮针下端输液管)。

25. 撤去垫巾、垫枕,整理床单位。

26. 调节滴速(根据患者年龄、病情和药物性质调节滴速,成人 40 ~ 60 滴/min,儿童 20 ~ 40 滴/min)。

27. 再次核对,告知注意事项,放置呼叫器于易取处,协助患者取合适体位。

28. 洗手,记录,将记录本悬挂于输液架上(在输液观察记录本记录输液开始时间、滴速,签名)。

29. 每隔 15 ~ 30 min 巡视病房一次。

（二）周围静脉留置针输液操作流程及操作要点

1. 护士准备完毕。

2. 准备药液（同密闭式静脉输液）。

3. 携用物至床旁,治疗车放置合适位置。

4. 核对床号、姓名,向患者解释。

5. 准备留置针、透明敷贴、胶布（打开留置针、无菌透明敷贴外层包装）。

6. 取下输液器包装袋,关闭调节器,旋紧头皮针连接处。

7. 核对,挂输液瓶,排气（同密闭式静脉输液法）。

8. 检查输液管内无气泡,取下护针帽,连接留置针（打开留置针,转动针芯,将头皮针插入肝素帽）。

9. 协助患者取舒适卧位,在穿刺静脉肢体下放垫巾、垫枕。

10. 选择静脉,消毒穿刺部位（消毒面积大于 8 cm×8 cm）。

11. 扎止血带,再次消毒皮肤（在穿刺点上方约 10 cm 处扎止血带）。

14. 戴手套,排尽留置针内气体,关闭调节器,取下留置针保护套,旋转松动外套管,调整针头斜面。

15. 嘱患者握拳,再次检查输液管,穿刺（左手绷紧皮肤,右手持针,以 15°～30°角在血管上方进针,见回血后,降低角度再平行向前进针少许）。

16. 送外套管（右手固定针翼,左手将外套管缓慢送入静脉）。

17. 松开止血带,嘱患者松拳,打开调节器,观察有无外渗。

18. 撤出针芯（观察滴入顺利后,左手固定侧管,右手快速抽出针芯）。

19. 无菌透明敷贴固定穿刺部位（使敷贴下缘与留置针下缘平齐,无张力粘贴,贴膜下勿留空气）。

20. 脱去手套,在敷贴上注明穿刺日期、时间。

21. 胶布固定延长管及头皮针。

22. 撤去垫巾、垫枕,协助患者取舒适卧位。

23. 调节滴速,再次查对,填写输液观察记录本。

24. 整理床单位,告知注意事项。

25. 清理用物,洗手。

26. 每隔 15～30 min 巡视病房一次。

27.输液完毕,正压封管(用注射器抽取肝素稀释液,连接输液针头,脉冲式正压封管,剩0.5 mL时,关闭小夹子)。

28.揭去胶布,拔去输液针头。

二、输液技术教学文献报道综述

(一)多媒体反馈教学法

南方医科大学深圳医院带教护士长张莉等专家的一项研究表明,多媒体反馈教学法在临床操作中具有较高应用价值,能够调动护士学习积极性,并提高教学质量,提高护士操作技能和教学满意度,值得进一步推广应用。

传统临床护理基本技能教学主要为理论知识学习,教学之间缺乏互动,但教学过程中容易出现知识遗漏,而护理人员无法弥补,一边理解教学信息的同时,一边记录的方式导致护士难以全面把握。传统的带教模式内容过于枯燥,生动性差、记忆不深刻,无法提高护士学习的积极性和主动性,进而导致其操作技能水平低下。多媒体反馈教学法护士临床技能训练内容以临床技能为主,训练方式也以临床操作作为重点,借助视频有效传递信息,使临床技能训练具有良好效果,能够使护士急救技能规范化,该方式与传统口头方式相比能够有效缩短操作时间,同时能够提高效率。

多媒体反馈教学法是通过结合系统论、信息论、控制论而创建的一种新的教学模式,能够充分发挥教学系统整体功能,整合资源为教学提供优质高效的教学功能,并准确实现教育目的。反馈教学将信息反馈为主线,以直观和互动为辅助,及时调控教育和学习之间的关系,力求达到最佳教学效果。该教育模式注重培养学习者的自学能力、互相学习能力、不断提高学习者的创新精神和创造能力。通过展开反馈教学模式,能够根据信息及时调整教学方法,科学地控制教学过程,促进知识体系合理化、结构化,从而使得理论知识充分发挥指导作用,使学习者的思维从抽象化到具体化。通过教学与学习者之间相互关联,使得学习方案更加完整,更加满足学生学习习惯。反馈教学法能够帮助教学者从依赖经验教学到科学教学,实现多元化信息反馈,提高教学质量。

将多媒体反馈教学法运用到临床护士带教过程中,通过分层级式教育方式,使各个层级护理人员能够相互协同、配合,保持各个层级关系密切。其次,通过上下级信息反馈,能够建立科学合理的教育模式,促使各个层级均达到良好的学习效果,提高学习效率。再次,在多媒体视频教学信息准确传达过程中,能够有效避免口误、遗漏、理解错位等情况发生,直接将信息传达到个人,提高护士自我学习能力,调动其学习积极性,并通过上下级监督、指导效果,保证带教质量。多媒体反馈教学法在护理技能带教过程中,不仅能够充分发挥人力资源优势,还能够全面保证教学效果,应用效果满意。

(二)护理实训情景教学法

广州卫生职业技术学院谢丽燕、李艳玲等专家的研究表明,情景模拟教学法有助于提高高职护生的护理职业能力。该研究以静脉输液技术为例,在2016年2月—2017年1月选择学院普通高考统一招生的2015级护理专科2个班共100名高职护生为研究对象,将其随机分为对照组和试验组。两组高职护生的性别、年龄、学习能力、动手能力等方面均无统计学意义,具有可比性。研究结果显示,试验组的护理职业能力显著高于对照组。对照组采用传统教学法,试验组采用情景模拟教学法。试验组以静脉输液技术为例,具体实施过程如下。①展示情景案例。患者,王某,70岁。因发热、咳嗽入院。查体:体温38.8℃,脉搏102次/min,呼吸24次/min,血压140/90 mmHg。医嘱:0.9%氯化钠溶液1 000 mL加青霉素800万U静脉输液。②提出工作任务。任务一:如何评估患者情况?任务二:如何为患者实施静脉输液?任务三:如何正确调节滴速?任务四:常见的输液反应及护理有哪些?任务五:静脉输液应注意哪些事项?③模拟演示。首先,介绍静脉输液技术的目的、评估内容、操作用物、操作步骤、操作要领、输液反应的原因、临床表现及护理和静脉输液注意事项。然后,创设模拟情景,通过角色扮演(教师演护士,学生演患者),模拟护理工作过程,演示静脉输液技术,教师边讲边做,学生边学边做。最后,师生共同归纳总结静脉输液的目的、评估内容、操作步骤、操作要领、输液反应的原因、临床表现及护理和静脉输液注意事项等。④回示。根据拓展案例,请2位学生分别扮演护士与患者角色,回示静脉输液操作。回示后,请学生点评,教师给予纠正并归纳总结。⑤情景训练,实践体验。根据拓展案例,4 人为 1 个小组,模拟医院护理工作过程,进行静脉输液技术练习,让高职护理学生身临其境,体验护士与患者角色,学会在不同情景下如何有效沟通、应变、分析和解决问题,教师在课堂上巡回指导,帮助解答并纠正问题,有效地提高高职护理学生的护理职业能力及综合素质。

传统的教学方法注重理论及操作技能的掌握,缺乏理论联系实践的场所和机会,忽视了高职护理学生在学习过程中沟通能力、团队合作能力、应变能力、分析解决问题能力等护理职业能力的培养。而情景模拟教学法能将理论知识和操作技能融入具体的教学情景中,通过仿真的实践平台,让高职护理学生身临其境,从角色互换中体现患者心理感受,掌握护患沟通技巧,情感得到陶冶和升华,明确护理职业能力要求,学会用评判性的思维去看待问题,体会医院的护理工作过程,把学习过程变成护理工作过程,使实践教学与临床工作"零距离",从而培养高职护理学生的沟通能力、协调能力、分析解决问题等护理职业能力及综合素质,为步入临床工作奠定牢固的基础。

(三)虚拟现实技术在输液技术教学中的应用

川北医学院罗静、谭雪梅、颜敏等报道了虚拟现实技术在静脉输液教学中应用的研究进展,分析了运用虚拟现实技术进行静脉输液教学的优缺点。王萍等将虚拟现实技术应用于静脉输液的教学中,认为其可促进学生对静脉的选择、输液反应、输液故障等理论知识的学习,证明了虚拟现实技术是对传统教育模式的有益补充。李红梅等在基础护理学包括静脉输液教学中应用虚拟仿真技术,认为其能加深学生对专业知识的理解,促进对理论知识的学习。Tsai 等将研发的静脉注射仿真系统应用于教学,结果显示使用该系统的新入职护士在理论知识方面明显优于传统模式教学的护士。但也有研究者的结果不一致,有研究者将虚拟仿真技术应用于静脉输液教学中发现并没有提高学生的理论成绩,其结果产生的原因尚不明确。彭娜等的研究结果同样显示虚拟现实技术没有提高学生的理论成绩。结果不一致的原因可能是样本量、实验时间、虚拟现实系统等不统一因素的影响。由此可见,虚拟现实技术对于能否提升学生的理论知识还有待进一步探索。

2009年孙亚丽等将虚拟静脉注射系统应用于护理教学实践中,实验组使用的虚拟仿真系统由于其可触摸到静脉弹性,进针感觉与真人相似,在培训后学生之间互相进行真实静脉输液操作,与传统教学模式相比提高了静脉穿刺成功率。新乡医学院所研发的虚拟静脉注射培训系统具有虚拟现实技术的沉浸性、交互性和想象性等特点,通过用户界面和实验硬件系统的交互,可准确模拟接触和穿刺感,同时可模拟流血、瘀伤、肿胀等反应。实验组采用的虚拟实验教学提高了穿刺成功率,降低了学生的心理紧张度,减少了穿刺准备时间。单志军等所构建的虚拟静脉注射系统其虚拟仿真部分主要是引进Leardel公司的静脉注射软件,系统可提供100余种不同的病例及40种独特的手臂,能实时对学生的进度进行评估。李红梅等将虚拟现实技术应用于基础护理学教学中,发现虚拟现实技术能够激发学生的学习兴趣和主动性,有助于提高学生分析和解决问题的能力,同时教师认为对教学效果和效率有显著提高。吴晓波等将虚拟现实技术与静脉输液教学相结合,研究发现不仅能够为学生提供一个完善的自我学习系统,且能提高学生的学习兴趣及自主性。彭娜等研究结果表明,虚拟仿真在教学中的应用能降低恐惧感,提高学生对培训方法的满意度。有研究在虚拟模拟器与塑料手臂模型在静脉穿刺教学效果比较中发现,虚拟模拟器组的心理运动技能和满意度得分较高。

虚拟现实技术在静脉输液的教学中充分展示了它独特的优点,有利于学生在静脉输液教学中理论与技能的学习,且作为一种新颖的教学方式能有效提高学生的学习兴趣。但虚拟现实技术在静脉输液教学研究中的样本量不大,并不能完全说明其有效性。虽然虚拟现实技术具有高仿真性,但与真实的临床操作存在差距。虚拟现实技术在我国护理教育领域应用较晚,还存在着一些不足,研究者可在以往研究的基础上,结合科学技术的发展,配以不断更新的教育方法,使其成为一种新型的教育模式,促进护理事业的发展。

第三节　注射与输液技术实训教学的思考

一、课证融通、临岗实习教学设计

黄山职业技术学院国际护理学院曹虹、龚爱珍等专家报道,以黄山职业技术学院为例,在做"老年照护"职业技能等级证书培训试点工作中探索护理专业"老年护理"方向人才培养模式,加强学生专业思想及职业认同感的培养,对接"老年照护"职业技能等级培训大纲标准完善课程体系,建设"老年护理"教学团队,深化校企合作,提高学生的职业技能水平和岗位胜任力,培养一专多能的复合型人才,这为临床护理技术实训教学提供了参考思路。

湖南中医药高等专科学校罗金桃报道了"1+X"证书制度下高职护理专业"课证融通"的课程体系探究,"课证融通"的概念是指将行业职业资格标准、国际认可职业资格标准与相关专业核心课程标准对接,将获取证书的考核内容与岗位能力融入专业课程教学内容,以帮助学生获取相关资格证书。护理专业的"课证融通",是在剖析"1+X"证书养老照护职业证书和全国护士职业资格考试标准的背景下,剖析考试大纲,对接人才培养方案和课程标准,以培养具有护理实践技能的人才为目标的课程体系,并结合临床护理需要完善课程教学内容,使护理专业课程的教学内容既契合护理人才岗位需求,又与护士职业资格标准紧密衔接,同时能在考取"1+X"证书时"课证融通",让学生在毕业时多证在手,拓宽自己的知识体系,为将来能顺利优先就业打下基础。一是以"课证融通"理念为指导,转变教学模式;二是以专业特色为基础,优化基础护理技术课程设计;三是以教育目标为导向,构建"课证融通"教学体系;四是以"产学结合、校企合作"为依托,形成实现"课证融通"的保障体制;五是以改革教学方法为手段,完善"课证融通"护理技能教学模式。

基础护理技术课程是护理、助产专业的必修课，是专业主干核心课程，是学生将来从事临床护理、社区保健、家庭护理等各个护理领域工作的专业基础课程和通用课程，也是重要的实践性技能训练环节，更是护士执业资格考试的重要内容。一方面，以全国护士执业资格考试大纲的要求作为选择基础护理技术课程教学内容的主要依据；另一方面，课题组深入各教学医院，与行业专家共同分析护理职业能力需求，结合护士岗位技能中的50个护理技术操作项目，并充分考虑国内外基础护理技能的发展趋势，给教学注入新鲜内容，拓宽学生的知识面。具体方式为以下3种。第一种，进行模块优化，从而将各学科的重复内容进行优化，为学生腾出更多的时间进行多证书学习和考试。学生通过第一年的基础知识学习后，有一定的医学知识基础，通过前期护理导论及护士人文修养专业课程，根据实际教学情况，对重复和浅显的内容进行自学，发挥学生的主观能动性，结合资源课程平台教学，激发学生进行自主学习。第二种，以临床案例为依据，结合教学内容，使教学内容与临床护理工作需求紧密结合。课题组通过临床调研、护理专业行家交流求证，将临床新知识新理念贯穿于教学中，将临床常用护理操作50项作为重要内容进行讲述。第三种，集体教研教改。课程组通过各学科教师集体备课，将各学科的交叉内容进行合理的学时分配，模块优化，避免教学中重复教学。护理学专业的内科护理、外科护理与基础护理技术教材中的很多知识有交叉，如基础护理技术教材中"危重患者的抢救与护理"在内科护理学与急救护理学两门课程相关章节中都有涉及。课程组在进行基础护理技术课程教学的时候可以根据学时分配情况，抓住基础护理部分的重点内容进行详细讲解，学科交叉部分略讲或自主复习，这样既能提升学生的学习兴趣，又能保证高效率教学。

二、"三教"改革、教学做练教学设计

兴安职业技术学院周晓冰报道，"三教"改革背景下"教学做一体化"模式对《基础护理技术》教学具有较为显著的临床应用效果，可以有效培养学生的创新性以及主动性，提高教学质量。

该研究选择2015年6月—2017年6月在校200名护理专科学生，随机

分为观察组与对照组,观察组 100 名,男 9 名,女 91 名,年龄 18～23 岁,平均年龄(20.73±3.52)岁。对照组 100 名,男 10 名,女 90 名,年龄 18～23 岁,平均年龄(20.41±3.37)岁。两组学生的基线资料具有可比性(P>0.05)。对对照组学生实施传统的教学方法,即先讲授理论知识,然后再开展实验的教学方法。对观察组学生实施"教学做一体化"教学模式,即把理论知识与实践教学有机地融为一体,形成学生边学边做、老师边教边做的教学模式。首先应当编写适合开展"教学做一体化"的《基础护理技术》教材,以利于学生更好地学习并熟练掌握临床护理的基本知识、基本理论以及基本操作技能,建立具有大量先进设备以及先进仪器的一体化实验室。该教学模式应当遵循以学生为中心,以"做"为主,以培养为目标,采用临床上不同的真实患者病理开展案例教学,预先设计好有关的护理工作场景,于实验室内开展具体的实践操作。评价方法:于课程结束后,对两组学生统一标准、统一命题、统一时间开展技能考核以及理论考核,满分均为 100 分。比较两组学生的技能考核以及理论考核成绩,并记录两组的护理技能操作(皮内注射、生命体征测量、肌内注射、静脉输液以及皮试液配制)成绩。

传统教学法会导致护理专科学生在操作时极易死记硬背、机械模仿和被动接受,与实践分离,学生学习疲劳,眼高手低,缺乏灵活应变的能力。"教学做一体化"模式不同于传统的教学方法,可以使老师和学生双方边教、边学、边做,实践以及理论交融渐进,有助于及时消化吸收,实现知行合一,有效提高了学生分析及解决问题等护理职业素质和岗位能力,从而提高了教学质量。本研究结果表明,实施"教学做一体化"模式的学生技能考核以及理论考核成绩均明显高于传统教学法。"教学做一体化"可以提高学生的自主学习能力和学习效率,提高学习成绩、职业素质以及护理岗位能力。

郑州工业应用技术学院医学院李曼玲教授进行了"护教融合"教学,尝试利用信息技术开展相关教学,根据临床护理实训的具体特点进行一定的调整,在课前可以利用线上平台录制操作视频、学习要求等,进行基础的设定,让学生通过线上学习去进行一定的了解,对接下来所学知识进行预习,最后再在课堂教学的过程中,实现学生自主进行操作的教学。可以肯定的是,在课前课后两个阶段,所有教学活动都是依托于线上信息技术开展的,教师可以在课前发布相关视频,课中让学生去观摩实训视频,然后再让学生分组进行讨论和练习,根据其理论知识特点进行一定的学习和思考。学生可以通过相关视频,进行自主的学习,然后对其疑问进行总结。课中教学是所有教学活动中最为关键的一部分,教师主要起到引导和纠正的作用。现阶段教学主要让学生自主进行,然后教师根据前期学生的自主进行情况采取适宜的指导。首先,教师可以模仿有典型错误的视频;其次,让学生指出错误,明确相关问题以及解决方法,再开展现场示范;最后,让学生根据实际情况进行练习,教师进行适宜的指导。此外,还可以与临床工作进行联动,录制临床工作的相关视频,让学生观摩,再和院外课程进行联系,走向临床,进行有关技能的学习。在护教融合的背景下,信息化护理技术实训课堂设计需要根据课前、课中、课后的3个阶段的差异,有针对性地开展,同时还需要将临床和实训课程进行联动,优化教学效果。

三、课程思政、"三全"育人教学设计

"课程思政"是指在全员、全过程、全方位的格局下将专业课程与"思想政治理论"课同向而行,把"立德树人"作为教育的根本任务的一种协同育人课程教学模式,是使大学生树立科学发展的人生观、世界观、价值观的重要部分。惠州卫生职业技术学院姚伟妍、王洁、唐娟等研究报道,护理技术实训课同其他专业课一样,多途径、多方式拓宽思政的育人功能,发挥专业课程的价值引领作用。该研究表明,一要完善机制,重视规划,"全员"参与课程思政;二要立体教学,聚焦三观,"全过程"融入课程思政;三要多维并举,配套联动,"全方位"渗透课程思政,形成"大思政"育人合力,使培养的学生既有扎实的专业知识技能,又不乏思想道德情操和职业素养。重心在系部学院,发挥引领协同作用;关键在教师,形成教育教学合力;成效在学生,适应社会发展需求。采用多样化教学方法,显性与隐性教育交叉并举;拓宽社会实践与网络教学平台,促进学生自主学习;构建科学合理的课程教学考核评价体系。可以采用发现式提问、情景模拟教学、体验式教学、问题导入式教学、技能操作比赛等多样化的教学方法,培养学生树立"以人为本"的健康护理理念。

参考文献

[1] 罗金桃."1+X"证书制度下高职护理专业"课证融通"的课程体系探究[J].教育观察,2021,10(26):53-56.

[2] 李红梅.改进肌肉注射方法减轻局部疼痛的效果观察[J].当代护士,2011(3):125-126.

[3] 潘慧莲.苄星青霉素肌肉注射方法改进效果观察[J].当代护士,2014(12):132-133.

[4] 朱文娟,黄梅,赵久华,等.高职护理专业《基础护理技术》实践教学建设的思考[J].齐齐哈尔医学院学报,2017,38(13):1585-1587.

[5] 钱耀荣,邝美华,徐丽莉,等.基于PBL+CBL+TBL整合教学法的基础护理技术考核模式探索[J].卫生职业教育,2017,35(2):81-83.

[6] 马锦萍,李艳玲,谢丽燕.教学做一体化在生命体征观察及护理技术教学中的应用[J].卫生职业教育,2012,30(14):49-50.

[7] 周晓冰."教学做一体化"模式对《基础护理技术》教学的临床应用价值[J].实用临床护理学杂志,2018,3(34):191.

[8] 蓝路玉."三教"改革背景下外科护理实训教学探索[J].西部素质教育,2022,8(2):141-143.

[9] 文雨丝."三教改革"与高职教师信息化教学能力提升策略[J].教育教学论坛,2020(33):384-385.

[10] 姚伟妍,王洁,唐娟,等."三全育人"视角下"妇产科护理"课程思政的实践路径探讨[J].广东职业技术教育与研究,2021(5):116-118.

[11] 于波,奚丽君.将课程思政融入在线教学的方法探索:以临床医学概要课程为例[J].教育教学论坛,2020(47):248-249.

[12] 张莉,张俊强.多媒体反馈教学法在护理技能教学中的应用[J].护理实践与研究,2020,17(17):141-142.

[13] 王春晓.多媒体结合视频反馈教学法提高护理实习实习生护理基本技能的作用[J].中国继续医学教育,2017,9(25):14-16.

[14] 袁明,赵琳,吴练.综合教学法在手术室护生带教过程中的运用[J].护理实践与研究,2017,14(12):142-143.

[15]李维维,谷晓玲.翻转课堂教学模式在护理教育中的应用进展[J].护理实践与研究,2018,15(11):27-28.

[16]周小菊.多种教学法在护理学基础实训教学中的应用:以"静脉输液技术"实训教学为例[J].广西教育,2017(9):101-103.

[17]吕怀娟.高职护生首次真人静脉注射失败原因的分析与对策[J].卫生职业教育,2018,36(20):103-105.

[18]李艳.关于铺床法实训课的教学体会[J].人人健康,2016(16):289.

[19]李曼玲.护教融合背景下基于信息化的儿科护理实训课堂设计[J].无线互联科技,2020,8(15):103-104.

[20]邝美华,宋文娟,陈菊.信息化背景下高职护理学基础实训中多种教学方法融合教学的探讨:以留置导尿术为例[J].卫生职业教育,2018,36(22):92-94.

[21]马少勇,李远珍,杨柳,等.肌内注射技术教学在本科护生实验教学中存在的问题及对策[J].包头医学院学报,2016,32(7):153-155.

[22]刘永芬,陈爱民,洪滔,等.护理技能教学中注射实验课常见问题及策略[J].中国药物经济学,2014,9(11):270-271.

[23]吴宝音.正确树立医学生无菌观念的教学策略[J].包头医学院学报,2014,30(5):124-125.

[24]曹虹,龚爱珍,方华.基于"1+X"证书制度对护理专业"老年护理"方向人才培养的思考[J].卫生职业教育,2021,39(18):110-111.

[25]刘会,李坚实,卢瑛,等.高职护理专业养老志愿服务教学模式的实践[J].护理学杂志,2019,34(1):5-8.

[26]李燕,乔远静,王晋芳.基于课程思政的护理专业教学改革现状及思考[J].中国医药导报,2021(4).

[27]孙东明,秦清荣.立德树人导向下思政元素融入护理专业课程教学[J].知识窗,2022(3):15-17.

[28]谢丽燕,李艳玲.情境教学法在基础护理技术实训课教学中的应用[J].广东职业技术教育与研究,2017(2):175-177.

[29]罗静,谭雪梅,颜敏,等.虚拟现实技术在静脉输液教学中应用的研究进展[J].护理研究,2022,36(5):864-866.

[30]王子颖,杨惠云,周西,等.虚拟现实技术在护理教学中的应用进展[J].护理研究,2015,29(35):4360-4362.